Jayesh B. Solanki
Jigar J. Hasnani
Suchit S. Pandya

Impacto da demodecose em caninos

Jayesh B. Solanki
Jigar J. Hasnani
Suchit S. Pandya

Impacto da demodecose em caninos

ScienciaScripts

Cover image: www.ingimage.com

This book is a translation from the original published under ISBN 978-3-659-82364-0.

Publisher:
Sciencia Scripts
is a trademark of
Dodo Books Indian Ocean Ltd. and OmniScriptum S.R.L publishing group

120 High Road, East Finchley, London, N2 9ED, United Kingdom
Str. Armeneasca 28/1, office 1, Chisinau MD-2012, Republic of Moldova, Europe
Managing Directors: Ieva Konstantinova, Victoria Ursu
info@omniscriptum.com

Printed at: see last page
ISBN: 978-620-8-51367-2

ÍNDICE

BREVE INFORMAÇÃO

No presente estudo, no exame microscópico de raspagens de pele de 330 cães com dermatite trazidos para a Clínica Zaveri, afiliada à Faculdade de Ciências Veterinárias e Criação de Animais, Anand, durante o período de janeiro de 2004 a setembro de 2004, observou-se que a prevalência global de demodicose era de 25,45% (84 casos). A prevalência mais elevada da doença foi registada no mês de março (41,18%).

Dos 84 cães com demodicose, 57 cães (67,86%) apresentavam lesões localizadas e 27 cães (32,14%) apresentavam lesões generalizadas. A demodicose localizada era caracterizada por manchas eritematosas alopécicas com ou sem finas escamas prateadas na zona periocular, na cabeça, no pescoço e nas patas. Foram observadas lesões como manchas alopécicas cinzentas discretas na cauda, na parte lateral dos membros posteriores e em ambos os pavilhões auriculares. Lesões como prurido, incrustação, alopecia completa, hiperpigmentação, foliculite e enrugamento da pele da pata, cabeça e tronco foram os sinais caraterísticos da demodicose generalizada. Algumas das lesões desenvolveram foliculite bacteriana secundária e o exsudado ou pus escorria dessas lesões. As pústulas estavam presentes sobretudo nos membros e nos lados do tórax e do abdómen, com a pele a apresentar uma cor mais escura.

Foi observada demodicose generalizada com otite parasitária (otite demodécica) com eritema e crosta no pavilhão auricular esquerdo com exsudação na face e logo abaixo da base do ouvido esquerdo.

O estudo sobre a influência da idade, da raça e do sexo na demodicose revelou que os cães jovens até um ano de idade são mais susceptíveis e que foram observados casos máximos entre os cães com idades compreendidas entre os seis e os 12 meses. Entre as várias raças de cães, a Pomerânia (26,19%), o Mongrel (raça não descrita, 22,62%) e o Doberman (16,67%) mostraram maior suscetibilidade à demodicose. Outras raças afectadas foram o alemão. Shepheard, Labrador, Dogue Alemão, cruzado,

Dálmata, Boxer e Dachshund.

O estudo também mostrou que os cães de raça pura (73,81%) eram mais susceptíveis à sarna demodécica. Não houve diferença na prevalência da demodicose em cães machos (51,19%) e fêmeas (48,81%).

O estudo hematológico efectuado sobre a demodicose canina revelou uma diminuição estatisticamente significativa da concentração de hemoglobina e da contagem total de eritrócitos, com um aumento estatisticamente significativo da contagem total de leucócitos. O estudo da contagem diferencial de leucócitos revelou um aumento estatisticamente significativo da percentagem de neutrófilos e eosinófilos, com uma diminuição significativa da percentagem de linfócitos. Verificou-se uma diferença estatisticamente não significativa entre a contagem de monócitos dos cães demodécicos e dos cães de controlo (saudáveis).

O estudo histopatológico das amostras de biopsia recolhidas de casos de demodicose revelou alterações caraterísticas. As alterações predominantes incluíam foliculite, perifoliculite, furunculose, acantose e hiperqueratose, paraqueratose e hiperplasia da epiderme superficial. As secções cortadas de ácaros foram observadas no folículo piloso, estrato córneo, glândula sudorípara, glândula sebácea, bem como na derme e epiderme com reação ligeira a intensa de células mononucleares. Verificou-se uma dilatação acentuada dos folículos pilosos contendo secções cortadas de ácaros *Demodex* nos seus lúmens com alterações edematosas nas fibras de colagénio. Um grande número de grânulos de pigmentação escura acumulou-se na periferia dos folículos pilosos parasitados, sugerindo hiperpigmentação. As glândulas sudoríparas estavam completamente destruídas, dando um aspeto de quisto. As glândulas sebáceas também foram observadas como degeneradas e necróticas. O estrato córneo apresentava alterações granulomatosas focais. Verificou-se ulceração da epiderme nas lesões pustulares graves com infiltração maciça de neutrófilos, linfócitos e macrófagos. A alteração mais consistente na derme foi a infiltração moderada a acentuada de linfócitos, macrófagos, mastócitos e plasmócitos, frequentemente acompanhada por um pequeno número de neutrófilos e alguns eosinófilos com edema das fibras de colagénio.

Foi efectuado um estudo histológico de secções de pele normal e afetada por ácaros *Demodex* para observar a distribuição das fibras elásticas e dos mucopolissacáridos. A coloração de Hart das secções de pele afetada e normal revelou que a distribuição das fibras elásticas na pele afetada do cão estava notoriamente reduzida. A coloração PAS (Periodic Acid Schiff) das secções de tecido afetado e normal mostrou que a distribuição de mucopolissacarídeos na pele afetada estava ligeiramente reduzida.

O estudo histoquímico destinava-se a observar a distribuição da atividade das enzimas fosfatase alcalina e desidrogenase succínica em secções de pele afectadas e normais. A pele do cão afetada pelo ácaro Demodex revelou uma atividade ligeira e esparsa da enzima desidrogenase succínica (SDH) nas células da epiderme e dos anexos da pele, nomeadamente nas glândulas sudoríparas, nas glândulas sebáceas e no músculo eretor, bem como na parede dos vasos sanguíneos, em comparação com a atividade evidente desta enzima na pele saudável do cão. Isto indica que as estruturas acima referidas na pele afetada foram metabolicamente prejudicadas no seu funcionamento normal de produção de energia, o que pode afetar o brilho da pele. A pele do cão demodécico mostrou uma reatividade moderada a intensa da enzima fosfatase alcalina, principalmente nas células do folículo piloso, da glândula sebácea e da epiderme. Isto indicava que as células destas estruturas eram metabolicamente mais activas no processo de reparação de estruturas danificadas.

O estudo bioquímico efectuado sobre a demodicose canina revelou uma diminuição estatisticamente significativa da glucose no sangue, das proteínas totais no soro e do colesterol total no soro. Verificou-se uma diminuição estatisticamente significativa da atividade enzimática da fosfatase alcalina sérica e da acetilcolinesterase sérica nos cães demodécicos.

AGRADECIMENTOS

Ao meu Orientador Principal, que esculpiu todo o meu programa de Mestrado em Veterinária, apresento os meus modestos sentimentos de gratidão. Considero um privilégio orgulhoso e um prazer imenso registar o meu profundo sentimento de gratidão para com o meu Orientador Principal, Dr. J. J. Hasnani, Professor, Departamento de Parasitologia Veterinária, Faculdade de Veterinária, AAU, Anand, por me ter dado a oportunidade de trabalhar sob a sua orientação prolífica e talentosa.

Tenho o privilégio de expressar a minha sincera gratidão ao meu orientador menor, Dr. K. S. Prajapati, Professor e Diretor do Departamento de Patologia Veterinária, pela sua orientação inspiradora, encorajamento e ajuda necessária durante o curso do estudo.

Estou extremamente grato ao Dr. D. S. Nauriyal, Professor Associado do Departamento de Medicina Veterinária, pelas sugestões úteis no que respeita à recolha de amostras de casos clínicos e pela sua preciosa e valiosa orientação na obtenção de fotografias.

Estou grato ao Dr. Y.L.Vyas, Professor e Diretor do Departamento de Anatomia e membro do meu Comité Consultivo, por ter disponibilizado infra-estruturas para a realização de trabalhos histopatológicos e histoquímicos no seu laboratório departamental.

Expresso a minha admiração indisfarçável e os meus profundos agradecimentos ao Dr. K.M.Panchal, Professor Associado do Departamento de Anatomia, pela sua valiosa orientação no trabalho histopatológico e histoquímico e na redação do mesmo.

Gostaria de estender os meus sinceros agradecimentos ao Dr. P.V.Patel,

Professor Associado, Departamento de Parasitologia Veterinária e membro do meu Comité Consultivo, por se ter empenhado em avaliar a análise estatística dos dados da minha tese de investigação.

Os meus agradecimentos são devidos ao Dr. D.M.Patel, I/c Zaveri Veterinary Clinic, por me ter permitido recolher amostras clínicas utilizadas nas experiências de investigação da minha tese. Agradecemos a ajuda técnica prestada pelo Dr. D.R.Barvalia, pela Dra. Neha Rao, pelo Dr. P.V.Parikh, pelo Dr. N.H.Kelawala, pelo Dr. P.H.Tank e pelo Dr. D.B.Patil.

Gostaria de agradecer ao Dr. A.I.Patel, Professor e Diretor do Departamento de Parasitologia Veterinária, Faculdade de Veterinária, Anand, pela sua amável cooperação em todas as fases do presente estudo.

H.A.Rajput, Professor Associado, Departamento de Microbiologia Veterinária, Faculdade de Veterinária, Anand.

Gostaria de expressar o meu profundo apreço e agradecimento cordial ao Dr. D.N.Rank, Investigador Associado, Departamento de Genética e Criação Animal e membro do meu Comité Consultivo, pela sua ajuda e orientação sempre disponíveis ao longo do meu curso de estudo.

Sinto-me grato ao Dr. S.K.Raval, Professor Associado do Departamento de Medicina Veterinária e membro do meu Comité Consultivo, pelos seus esforços meticulosos no meu trabalho de investigação. Medicine e membro do meu Comité Consultivo, pelos seus esforços meticulosos no meu trabalho de investigação.

O Dr. D.M.Bhayani e o Dr. S.C.Dubal, professores associados do Departamento de Anatomia, merecem uma menção especial porque me ajudaram a resolver problemas durante o trabalho histológico.

Estou grato ao Dr. J. S. Arya, Professor Catedrático e Diretor do Departamento de Bioquímica e Fisiologia, pela ajuda prestada através da disponibilização das instalações laboratoriais necessárias para a análise bioquímica.

Gostaria de expressar a minha gratidão ao Dr. A.M.Pande, Professor Associado do Departamento de Bioquímica e Fisiologia, pela sua valiosa orientação na análise bioquímica.

Estou extremamente grato ao Dr. J. S. Patel, Professor Associado e a Shri Hiteshbhai Bhatt, Sr.Res. Asst., Dept. of Statistics, B.A.C.A., pela sua valiosa orientação na análise estatística.

Os meus sinceros agradecimentos ao Dr. Ashish Roy, Professor Associado, Dept. de Vety. Microbiologia, pelas suas valiosas sugestões em questões técnicas. Agradeço também ao Dr. R. G. Jani, Professor Associado, Departamento de Medicina da Variedade e à Dra. (Sra.) Purnima B. Jani, Professora Assistente, Departamento de Patologia da Variedade, pela sua orientação intelectual no meu trabalho. Patologia pela sua orientação intelectual no meu trabalho.

Encorajamento dado pelo Dr. B. L. Avsatthi, Professor e Diretor do Departamento de Parasitologia de Vety. Parasitologia, Vety. College, Anand é também reconhecido com gratidão.

Agradecemos ao pessoal da Clínica Veterinária Zaveri, Shri H.J.Bhatt e Smt.K.R.Jani, técnicos de laboratório do Departamento de Bioquímica e Fisiologia, Shri B.J.Parmar, técnico de laboratório do Departamento de Parasitologia Veterinária, Shri R.A.Patel, técnico de laboratório do Departamento de Anatomia e Shri R.S.Suthar,

Artista por ter prestado a sua ajuda técnica e cooperação durante as experiências de investigação da minha tese.

Expresso os meus agradecimentos especiais a Smt. Raxa R. Shah pela sua dactilografia elegante e atempada do manuscrito num período de tempo muito curto.

Os meus sinceros agradecimentos ao Dr. M. C. Desai, ex-diretor da Faculdade de Veterinária, AAU, Anand, pelo seu entusiasmo, ajuda e apoio constantes.

Não tenho palavras para agradecer à minha mulher Shalini e ao meu filho Shlok, pela sua tolerância, sacrifício e paciência durante todo o meu estudo.

Seria indigno se não expressasse os meus agradecimentos cordiais aos meus amigos Drs. Mahatre, Kalyani, Hirani, B.C.Parmar, Divekar, Hadiya, Sisodiya, Kasundra e Dabhi pelo seu grande apoio e por me proporcionarem muitos momentos de felicidade.

Por último, gostaria de prestar o meu respeito e agradecimento aos meus pais e a Deus todo-poderoso que me abençoou para alcançar este sucesso.

CAPÍTULO 1: INTRODUÇÃO

O homem tem uma longa e muito complexa história de associação com os cães. Esta relação tem as suas raízes nos primórdios da domesticação de animais de companhia e evoluiu para existir na sociedade atual sob uma grande variedade de formas. O cão ocupa o primeiro lugar entre todos os animais de companhia domesticados. Com o início da civilização, o processo começou há 12 000 a 15 000 anos pelos povos do sudoeste da Ásia (Messent, 1979; Boorer, 1981). O cão foi originalmente domesticado para servir uma série de funções utilitárias. Embora alguns cães desempenhem essas funções, a principal razão pela qual a maioria das pessoas na sociedade mantém animais de estimação atualmente é a companhia. Nos últimos anos, o estudo científico das interações homem-animal revelou que estas relações são componentes muito fortes e duradouras da vida de muitos donos de animais de companhia. A posse de animais de companhia também demonstrou proporcionar inúmeros benefícios fisiológicos e psicológicos (Pachauri, 1999). Ter animais de companhia tornou-se um passatempo nacional e cuidar corretamente dos cães é de grande interesse para muitos donos de animais de companhia e profissionais que trabalham com estes animais.

O cão deu uma nova dimensão à satisfação das necessidades humanas em expedições, deteção de crimes, trabalhos de investigação médica e veterinária, caça e transporte nas forças armadas e divertimentos em circos e espectáculos. Os cães de raça tornaram-se uma proposta comercial lucrativa, que pode abrir caminho a uma vida remunerada para muitos jovens desempregados.

Para além disso, os cães vadios são também de grande importância social e ecológica. O seu hábito de esgravatar contribui muito para a manutenção do saneamento ambiental. O estado de alerta do cão é bastante espontâneo e único. Basta um vestígio de ruído ou de som para o despertar de um sono profundo. Esta virtude rara do cão tornou-o um guarda muito eficiente das necessidades humanas. Todos estes factores dizem definitivamente quão útil é o nosso companheiro para a humanidade e para o homem.

Os cães são propensos a vários tipos de afecções, mas a pele, sendo o maior órgão do corpo, está frequentemente sujeita a lesões provocadas por objectos estranhos, lambidelas de língua, mordidelas de dentes ou arranhões nas patas, emboscadas de parasitas externos e agressões de infecções internas ou doenças auto-imunes. A pele é considerada um sensor de saúde porque é sinérgica com o sistema de órgãos internos e, por conseguinte, reflecte os processos patológicos internos e também desenvolve o seu próprio padrão de reação (Sharma, 2002).

As doenças cutâneas são classificadas com base na causa da doença em infecciosas, não infecciosas, congénitas e hereditárias, imunológicas, endócrinas, psicogénicas, ambientais, nutricionais, neoplásicas e diversas (Ackerman, 1993). Os principais agentes etiológicos atribuídos à causa das dermatoses caninas são bactérias, fungos, ectoparasitas, vírus, alergénios, desequilíbrios nutricionais e hormonais. A nível mundial, as infestações parasitárias são um problema grave nos cães e doenças como a sarna e a demodicose constituem um perigo grave para a saúde humana, especialmente para as crianças, e servem como reservatório considerável de doenças zoonóticas (Baruchi e Nahiellio, 1992). A pele peluda sofre facilmente de muitas afecções cutâneas que suscitam grande preocupação. A pele canina enfrenta um grande desafio de muitas afecções cutâneas causadas por parasitas externos, dos quais a infeção por Demodex canis é considerada muito nociva.

A sarna demodécica ou sarna folicular ou sarna vermelha é uma doença cutânea comum dos cães em que a proliferação do Demodex canis, um parasita acarino dos folículos pilosos caninos, está associada ao desenvolvimento de lesões cutâneas. O ácaro Demodex tem forma de charuto quando visto ao microscópio, mas não é visível a olho nu. O Demodex canis (Leydig, 1859) é um simbionte normal da pele canina (Nutting e Desch, 1978). O Demodex canis foi considerado positivo em 52,9 por cento das amostras colhidas e examinadas da pele de cães aparentemente saudáveis (Rosicky,

1971). A demodicose canina é uma doença inflamatória da pele muito grave e séria, causada pela presença de um número excessivo de ácaros demodécicos, ou seja, Demodex canis, que povoam excessivamente os folículos pilosos e a pele, causando danos e afrouxamento da haste do pelo, com eventual perda de pelo do folículo (Wilkinson e Harvey, 1994). A pele afetada com demodicose torna-se ecologicamente muito adequada para a produção e crescimento destes ácaros. Mais recentemente, foi identificada uma pequena forma de espécie de Demodex que causa demodicose (Scarff, 1988 e Chesney, 1999).

O ácaro consegue completar todo o seu ciclo de vida no interior dos folículos pilosos e das glândulas sebáceas. Provavelmente, os ácaros entram ativamente no folículo piloso logo após o nascimento do novo hospedeiro. À medida que o seu número aumenta, distendem mecanicamente os folículos e penetram-nos mais profundamente. O folículo piloso do cão é simples à nascença e o folículo composto desenvolve-se por crescimento a partir do folículo primário (Baker, 1966). Assim, os ácaros que penetram no folículo primário logo após o nascimento têm acesso a numerosos folículos em desenvolvimento sem terem de emergir para a superfície. Com a distensão mecânica do folículo, os pêlos soltam-se e caem, dando início à alopécia. Alguns folículos podem romper-se, libertando bactérias e detritos foliculares para a derme, onde ocorre uma reação inflamatória e resulta a demodicose pustular (Baker, 1969b). São normalmente reconhecidas duas formas da doença, uma forma escamosa e uma forma pustulosa. Na forma escamosa, os folículos pilosos estão distendidos com ácaros e detritos celulares, o epitélio folicular está atrófico, a hiperqueratose é progressivamente evidente e pedaços de material cornificado esfoliam da superfície. Os pêlos podem estar separados e desprendidos ou fragmentados ou desintegrados. As alterações das glândulas sebáceas são variáveis; algumas podem atrofiar-se, outras hipertrofiar-se e Nutting (1950) considera que os ácaros se alimentam de células hiperplásicas. Ocorre hiperpigmentação, dando à pele uma cor vermelha acobreada. A doença progride até que grandes áreas do corpo sejam afectadas e o animal apresente alopecia e uma pele espessa e enrugada com um odor a "mousy". A sarna demodécica pustular resulta da invasão bacteriana (Staphylococcus spp.) da derme. Observa-se uma infiltração dérmica extensa de leucócitos e linfócitos polimorfonucleares e de células plasmáticas e ocorre a formação de pústulas ou abcessos com inflamação acentuada. Esta forma é normalmente precedida pelas formas escamosas (Soulsby, 1982). Pensa-se que a gravidade da doença está associada a uma deficiência da imunidade mediada por células, promovida ou exacerbada por produtos metabólicos formados pelos ácaros (Owen, 1972; Scott *et al.*,1974; Corbett *et al.*,1975). A imunossupressão, atribuída à doença ou ao uso de medicamentos imunossupressores, tem sido associada à doença. À medida que o número de ácaros aumenta, há danos nos fios de cabelo, resultando em áreas locais de queda de cabelo. Se ocorrerem danos graves e os folículos pilosos se romperem, existe a possibilidade de inflamação e infeção secundária. Em casos graves, pode ocorrer bacteremia ou septicemia, o que suprime ainda mais o sistema imunitário (Harvey, 2002). Na natureza, os recém-nascidos adquirem esta doença facilmente através do contacto com cadelas lactantes afectadas.

A demodicose canina é uma doença que afecta predominantemente as raças jovens de pelo curto, como os Dachshunds, Beagles, Boxers, bull-dogs ingleses, Boston terriers e basset hounds (Muller e Kirk, 1969). Morris (1938) referiu que apenas 17% dos cães ultrapassam a idade de dois anos quando se apresentam pela primeira vez e que mais de 80% dos casos apresentados eram do tipo de pelo curto. A sarna demodécica ocorre quase exclusivamente em cães jovens (três meses a um ano). Quando a doença é observada em animais mais velhos, estes têm sido afectados pela doença desde a sua juventude. Raramente, a doença foi observada a começar espontaneamente em cães com dez anos de idade (Muller e Kirk, 1969). O parasita tem predileção por determinados locais; as lesões manifestam-se primeiro na cabeça, à volta dos olhos e do focinho e nas extremidades dos membros. Não há explicação comprovada para a incidência muito mais elevada em cães de pelo curto do que em cães de pelo comprido (Baker, 1970). A distribuição das lesões na demodicose canina indicou que a face (80%) era o principal local-alvo, seguido do pescoço (60%). A cabeça e os membros anteriores estavam envolvidos em 30% dos casos, enquanto os membros posteriores eram afectados em 40% do total de casos (Aujla *et al.*,2000).

Existem três formas principais de sarna demodécica

1) A demodicose localizada ocorre em cães com menos de um ano de idade. Em casos típicos, uma a cinco áreas no focinho, na pele periocular, nas comissuras da boca, nos pavilhões auriculares e nos membros anteriores tornam-se alopécicas e eritematosas. As lesões não são pruriginosas e as áreas afectadas podem estar cobertas por finas escamas prateadas. A maioria dos casos ocorre entre os três e os seis meses de idade (Kwochka, 1986 e Henfrey, 1990).
2) A demodicose generalizada é uma doença canina grave. É ainda classificada como de início juvenil e de início adulto (Sosna e Medleau, 1992).

a) A demodicose generalizada de início juvenil ocorre em cães com idades compreendidas entre os 3 e os 18 meses. A demodicose generalizada do adulto ocorre em cães com mais de 12 a 18 meses de idade.
b) Os sinais caraterísticos observados em ambos os tipos de demodicose generalizada são: eritema e descamação juntamente com pioderma secundário, alopecia irregular a difusa, prurido e linfadenopatia periférica (Sosna e Medleau, 1992).

3) A pododemodicose é uma doença digital e interdigital crónica com ou sem antecedentes de demodicose generalizada (Sosna e Medleau, 1992).

O corpo tenta sempre lutar contra qualquer elemento causador de doença. Nessa luta, são evidentes várias alterações celulares e bioquímicas. Seria interessante observar o quadro sanguíneo e certas alterações bioquímicas do sangue na demodicose, bem como a localização e o estudo qualitativo de várias enzimas na pele afetada no âmbito do estudo histoquímico.

O valor prático das biópsias na prática clínica de pequenos animais está a aumentar à medida que os progressos na histopatologia da pele desenvolvem uma nova compreensão das lesões cutâneas. O material de biopsia é essencial para o diagnóstico de dermatoses não neoplásicas: sarna demodécica e sarna sarcóptica.

Tendo em conta a importância da demodicose nos cães, o presente estudo foi realizado com os seguintes objectivos

1) Estudar a prevalência da demodicose canina.
2) Estudar as investigações hematológicas sobre a demodicose canina.
3) Estudar os aspectos histopatológicos e histoquímicos da demodicose canina.
4) Estudar determinados perfis bioquímicos importantes da infestação por sarna demodécica em cães.

CAPÍTULO 2: REVISÃO DA LITERATURA

A infestação por sarna demodécica é uma das doenças de pele mais comuns nos caninos. É conhecida por uma variedade de nomes, como "sarna vermelha", e é causada por um ácaro conhecido como Demodex canis. Esta revisão consiste na prevalência, nos aspectos hematológicos, histopatológicos e histoquímicos, bem como em determinados perfis bioquímicos importantes da demodicose canina.

2.1 PREVALÊNCIA

Morris (1936) recolheu os relatórios clínicos de 24 veterinários de 12 estados dos EUA e registou 86 casos de sarna demodécica em 16 raças diferentes de cães. A incidência era mais elevada nos cães de pelo curto e nos cães com menos de um ano de idade. Observou também que a demodicose era mais frequente nos machos (60,47%) do que nas fêmeas (39,53%).

Venkatachalam *et al.*(1942) detectaram 30 casos (60%) de demodicose canina em 50 casos examinados em Madras.

Unsworth (1946) registou 44 (86,2%) casos não complicados e 7 (13,72%) casos com infeção bacteriana secundária de demodicose canina num total de 51 animais examinados. Foi ainda referido que 10% dos cães clinicamente normais albergavam Demodex canis sem apresentarem qualquer lesão. O número de ácaros por unidade de peso da pele era muito inferior ao dos animais doentes de idade comparável. Dos 51 casos de demodicose canina, 39 (76,47%) e 12 (23,52%) ocorreram em cães de pelo curto e de pelo comprido, respetivamente.

Kral e Novak (1953) registaram a ocorrência de sarna demodécica em todas as raças de cães. Mas a infeção era mais frequente em cães com pelo curto.

Koutz (1954) contabilizou 507 casos de sarna demodécica a partir dos registos de uma clínica veterinária da Universidade do Estado de Ohio, EUA, e registou a doença em 45 raças reconhecidas como padrão e 24 cães cruzados. A incidência da infeção foi de 42% em cães de pelo comprido e de 52% em cães de pelo curto. Dos

507 cães infestados com sarna demodécica, 325 tinham menos de um ano de idade. Observou também que as fêmeas (260, 51,29%) eram mais susceptíveis do que os machos (247, 48,71%).

Gaafar *et al.*(1958) efectuaram um estudo em cães com idades compreendidas entre as duas semanas e os 11 anos no Texas A and H College e referiram que os cães com menos de um ano de idade eram os mais susceptíveis à demodicose.

Koutz *et al.* (1960) examinaram as secções de pele de 204 cães aparentemente saudáveis e verificaram a presença de ácaros demodécicos em 108 amostras (52,94%).

Schwartzman (1962) observou uma maior incidência de sarna demodécica em cachorros com seis meses de idade, ao efetuar um estudo de 285 casos na Clínica Veterinária da Universidade de Minnesota.

Greve e Gaafar (1964) examinaram as raspas de pele colhidas na região do flanco de 17 cães clinicamente normais e registaram a presença de Demodex canis em 15 (88,2%) cães.

Derwelis (1967) relatou a presença de Demodex canis tanto na pele como nas fezes de 18 cães (25,35%) e de 71 cães, respetivamente. Registou a demodicose em 16 (88,88%) fêmeas e dois (11,2%) machos dos 18 casos estudados e indicou que as fêmeas eram mais susceptíveis.

Baker (1968) examinou a raspagem da pele de 40 cães normais de diferentes tipos de pelo e grupos etários e não conseguiu detetar a sarna demodécica em nenhum dos animais.

Manson e Malynicz (1969) examinaram 47 cães com demodicose canina e observaram que 22 cães (40,8%) tinham menos de um ano, 15 (31,9%) tinham entre um e seis anos e 10 (21,27%) tinham entre seis e 13 anos de idade.

Roychoudhary e Chakrabarty (1969) detectaram a sarna Domodex em 7 casos

(20%) de 35 casos de dermatite durante o ano de 1967 a 1969.

Rosicky (1971) demonstrou a presença de Demodex canis em 52,9 por cento das amostras de pele recolhidas de cães aparentemente normais.

Mishra e Mohapatra (1972) examinaram 200 cães aparentemente saudáveis em Orissa e referiram que 134 cães (67%) de ambos os sexos estavam infestados com Demodex canis. Não observaram qualquer preferência por sexo relativamente à demodicose.

Alson (1973) relatou uma mudança na prevalência da sarna sarcóptica, pois registou um caso de sarna por cada 15 casos de sarna demodécica.

Guilhon e Barnabe (1973) observaram a piodemodicose em cães de ambos os sexos, mas não encontraram qualquer preferência de sexo na infestação demodécica.

Hughes e Lang (1973) descreveram os sintomas e a distribuição das lesões causadas pela sarna demodécica em 10 cães. A área afetada variava de 2 a 8 cm de diâmetro e encontrava-se principalmente na cabeça, especialmente em redor dos olhos e da boca.

Himonas *et al.*(1975) observaram a presença de ácaros demodécicos em 20 (16,66%) de 120 cães aparentemente normais na Grécia.

Narayana *et al.*(1975) observaram prurido intenso em 3 casos de demodicidose canina. As lesões eram dermatite blefaropustulosa e furanculite isolada, principalmente nas pálpebras superiores, no lombo e no dorso.

Piotrowski e Milko (1975) observaram que a taxa de infestação de Demodex canis era maior nos machos do que nas fêmeas, o que indica uma afinidade do parasita pelo hospedeiro masculino.

Nutting (1976) analisou as dez das cerca de 65 espécies descritas do género Demodex, os ácaros do folículo piloso, que são de interesse médico-veterinário, parasitando o homem ou os seus animais domésticos.

Amin *et al.* (1977) registaram a presença de ácaros demodécicos nas raspas de pele de 25 (26,59%) dos 94 cães examinados devido a problemas de pele.

Bussieras (1979) indicou que 72 por cento dos casos de sarna demodécica foram observados no grupo etário dos 3-12 meses.

Chakrabarti e Mishra (1979) examinaram 1600 cães, que foram trazidos para as Clínicas Veterinárias de Bhubaneswar, e 45 cães (2,81%) foram positivos para a infeção por Demodex canis. Observou que os cães mais jovens, entre seis meses e um ano de idade, eram os mais susceptíveis. Referiu que a percentagem de incidência da demodicose canina era mais elevada nos machos (73,3%).

Scott (1979) observou que a demodicose era mais frequentemente observada em cães de raça pura, em 91% dos casos. Os cães de raça pura tinham uma incidência muito mais elevada do que os cães cruzados e mestiços. As raças puras importantes incluíam o Doberman, o Shepheard Alemão, o Beagle Afegão, o Lebrador Retriver, o Boxer, o Scottish, o Dachshund, o Great Dane, etc.

Guaquere *et al.* (1980) registaram que 5,9% dos cães estavam infestados com Demodex canis, com lesões supurativas localizadas e generalizadas.

Santosmatos *et al.*(1982) estudaram a infestação de ácaros da sarna canina entre 1975 e 1980 em Salvador, Estado do Bahim, no Brasil, e revelaram a presença de Demodex canis em 87 (29,5%) e Sarcoptes scabiei em 5 (1,7%).

Cannon (1983) observou uma prevalência de 22, 47 e 31 por cento de Demodex canis em cães com menos de seis meses, 7-12 meses e 12 meses de idade, respetivamente.

Nesbitt (1983) relatou que, na demodicose, o envolvimento maior de cães com idade entre 3 e 12 meses e afirmou que cães na faixa etária de 1 a 15 anos de idade podem ser clinicamente infestados.

Shirk (1983) registou 21,2 % de casos de demodicose canina em cães com menos de seis meses de idade, enquanto 47,5 % dos casos foram observados nos grupos etários dos 7-12 meses e os restantes 31,4 % foram observados em cães com mais de 12 meses de idade.

Folz *et al.*(1984) revelaram a maioria dos casos de demodicose em cães com menos de 1 ano de idade e verificaram que as raças puras têm maior predileção pela demodicose.

Chakrabarti e Pradhan (1985) estudaram a incidência de demodicidose em animais, de janeiro de 1978 a dezembro de 1982, em zonas urbanas e rurais de Bengala Ocidental. Entre todas as espécies de animais, a taxa de incidência foi mais elevada nos cães (3,8%). Encontraram sarna demodécica em 665 cães e observaram que não havia grande diferença entre os cães urbanos e rurais. Registou que os cães com infestação por Demodex canis se encontravam no grupo etário dos 36 aos 47 meses (18%) e dos 72 meses e mais (10%).

Das (1985) examinou as raspas de pele de 120 cães de companhia e 60 cães vadios com doenças de pele e referiu que 72 destes 180 cães (40%) estavam infectados com Demodex canis em Bhubaneswar.

Nolte e Ammelounx (1986) diagnosticaram a infestação por Demodex canis em 206 (0,68%) cães de um total de 30 272 cães examinados entre 1974 e dezembro de 1984. Observou que a infeção por Demodex canis era significativamente diferente entre raças, mas não foi possível determinar qualquer predisposição em função do tipo de pele ou do comprimento do pelo. Entre os cães infestados, cerca de 15,5 por cento tinham três ou mais anos de idade. Os restantes 84,5 por cento dos cães afectados tinham menos de três anos, o que indica que os cães jovens são mais susceptíveis à demodicose.

Vargas Martinez (1986) relatou a ocorrência de sarna demodécica em 13 (3,25%) de 400 cães levados a uma clínica na cidade do México entre fevereiro e novembro de 1980 para tratamento de várias doenças. Referiu uma prevalência de 5,5% e 1% de sarna demodécica em cães com menos de um ano e mais de um ano de idade, respetivamente.

Tripathy (1987) examinou as raspagens cutâneas de 93 cães de diferentes raças, sexo e idade com dermatite localizada e generalizada em Bhubaneswar e registou uma infeção por Demodex canis em 18 (19,35%) cães.

Kumar (1988) observou 20,36 por cento de sarna (sarcóptica e demodécica) em cães.

Supekar e Misraualia (1988) examinaram 59 cães com dermatite, 39 eram negativos para ácaros e fungos, 15 eram positivos para Sarcoptes e cinco eram positivos para Demodex canis.

Duclos (1990) observou que a doença imunossupressora subjacente responsável pela multiplicação e disseminação de ácaros era geralmente hipotiroidismo (20% dos casos) ou hiperadrenocortismo (8%). Também observou que havia aproximadamente 28% de hipóteses de não se encontrar qualquer doença subjacente associada aos ácaros.

Yathiraj *et al.* (1990) observaram uma prevalência de 20,8, 45,8 e 33,4 por cento de sarna demodécica em cães com seis meses ou menos, entre 6-12 meses e com mais de um ano de idade, respetivamente.

Nayak (1993) observou 912 cães com dermatite natural em Bhubaneswar e arredores, que foram examinados para detetar a presença de infeção por Demodex através de um exame de raspagem da pele e 319 (34,97%) cães revelaram a presença de infeção por Demodex. Os cães apresentavam lesões dermatológicas localizadas (65,20%) ou generalizadas (34,80%) com prurido, alopécia e eritema. Dos 319 casos positivos de demodicose durante o período de estudo de 5 anos, 191 (58,88%), 73 (22,88%) e 55 (17,24%) cães tinham menos de 1 ano, 1-2 anos e mais de 2 anos de idade, respetivamente.

Varghese *et al.* (1994) registaram 21,69% de casos de dermatite por picada de pulga, 19,28% de sarna, 15,66% de demodicose, 15,66% de dermatite por picada de carraça (Rhipicephalus sanguineus), 4,82% de pioderma, 4.82% de pediculose (Trichodectes canis), 3,61% de dermatomicose, 2,41% de queileitielose, 2,41% de candidíase, 2,41% de infeção mista de sarna e dermatite por picada de pulga e 4,82% de dermatite não específica.

Neog *et al.*(1995) recolheram raspagens de pele suspeitas de infestação por sarna em 303 cães e encontraram 43 (14,19%) cães infectados com Demodex canis. As lesões localizavam-se na cabeça, no pescoço, na face interna da coxa, no abdómen e na zona orbital.

Raczynski (1996) examinou raspagens de pele colhidas em 20 cães de raça pura com lesões cutâneas na Polónia e revelou esporos de fungos em 8 (40%), Demodex canis em 9 (45%) e Sarcoptes scabiei Var. canis em 3 (15%).

Hamann *et al.*(1997) diagnosticaram demodicose em 41 cães na clínica de pequenos animais (Berlin-Mitte) entre 1991-1995. Foi diagnosticada uma demodicose localizada de início juvenil em 14 cães. Foi diagnosticada uma demodicose generalizada de início juvenil em 26 cães. Em 1 cão foi diagnosticada uma demodicose generalizada de início adulto com pioderma profundo.

Kim e Kim (1997) revelaram que a maioria dos casos de demodicose ocorre em cães com menos de um ano de idade. Verificou também que os cães de raça pura têm maior suscetibilidade à demodicose.

Nayak *et al.*(1997) examinaram os registos de 12 hospitais dos 5 distritos de Orissa e mostraram que 50 987 cães foram apresentados para tratamento durante um período de 5 anos, de 1987-1988 a 1991-1992. O Demodex canis foi detectado em 1.697 (3%) casos. Não houve diferença na ocorrência da doença em cães machos (51%) e fêmeas (49%). A doença foi registada em 60, 23 e 17% dos cães com menos de 1, 1-2 e mais de 2 anos de idade, respetivamente, o que sugere que os cães jovens com menos de 1 ano de idade são mais susceptíveis. Um estudo mais aprofundado revelou que os apso tibetanos são mais susceptíveis (47%) do que os doberman (23%), os alsacianos (18%) e os mongóis (12%). Novecentos e doze cães com dermatite natural foram examinados durante o período de 5 anos e verificou-se que 35% dos cães sofriam de demodicose. Destes, 208 cães (65%) apresentavam lesões localizadas e 111 (35%) apresentavam lesões generalizadas. A prevalência era elevada no apso tibetano (41%) em comparação com o Doberman (26%), o Alsaciano (16%) e o Mongrel (17%).

Dimri (1998) referiu que o Demodex canis afectava mais cães fêmeas (18%) do que machos (15,4%).

Aujla *et al.* (2000) estudaram a prevalência global da sarna sarcóptica e demodécica, que se revelou ser de 29,53 e 6,04 por cento, respetivamente. Os cães machos jovens com menos de um ano de idade eram mais propensos à infestação por sarna. Dos 281 casos examinados em relação à dermatite entre novembro de 1992 e abril de 1993, 83 foram positivos para a sarna sarcóptica e 17 foram positivos para a sarna demodécica. Na demodicose canina, os cães machos (70%) eram mais susceptíveis do que as cadelas (30%). A ocorrência de demodicose relacionada com a idade revelou que os cães com 6-12 meses de idade eram mais susceptíveis (50%). Nos outros grupos etários, a prevalência variou entre 0-10%. Os cães de raça pura (90%) eram

mais susceptíveis à sarna demodécica. Entre as raças puras, a infestação foi comum no Spitz e no Cocker Spaniel (33,33% cada).

Choi *et al.*(2000) efectuaram um estudo sobre as caraterísticas etiológicas e epidemiológicas da dermatite canina. Espécimes de lesões cutâneas obtidos de 70 cães com dermatite entre 1997 e 1998 foram examinados micologicamente, parasitologicamente e bacteriologicamente. O Demodex canis foi diagnosticado em 18,6 por cento dos cães e o Sarcoptes scabiei em 8,6 por cento dos cães.

Dhume *et al.*(2001) detectaram 30 cães naturalmente infectados com *Demodex spp.* independentemente da idade, sexo e raça no Nagpur Veterinary College Hospital, em Nagpur.

Perrucci *et al.*(2001) registaram 16,7% de incidência de Demodex canis no seu estudo parasitológico durante um período de 15 meses, de março de 1996 a maio de 1997, em canis localizados nas províncias de Pisa e Massa, Carrora, Tusany e Itália.

Roy *et al.*(2001) estudaram um total de 28 cães de diferentes raças, grupos etários e sexos que sofriam de sarna demodécica adquirida naturalmente (16 localizadas e 12 generalizadas). A sarna foi diagnosticada clinicamente e os ácaros foram identificados como Demodex canis por exame microscópico de raspagens cutâneas.

Pankajkumar *et al.*(2002) efectuaram um estudo em 140 cães infectados com sarna de um total de 3 800 cães examinados em várias clínicas de animais de companhia situadas em Patna e arredores, incluindo a clínica universitária e o Hospital Veterinário do Governo, entre julho de 1998 e junho de 1999.

Sreedevi *et al.*(2002) recolheram raspagens de pele de 179 cães que sofriam de dermatite com sintomas como alopecia parcial, eritema moderado e formação de crostas nos cotovelos, orelhas, axila, abdómen, cabeça e pescoço durante um período de um ano (abril de 1999 a março de 2000). Dos 179 cães examinados para deteção de ácaros da sarna, 28 foram considerados positivos (15,6%). A prevalência da sarna sarcóptica foi de 10,05%, enquanto a do Demodex foi de 5,6%. A demodicose foi mais frequente em cachorros de 2-8 meses (14,8%).

Jani *et al.*(2003) observaram 1 873 cães de diferentes áreas do Estado de

Gujarat, com um historial de perturbações cutâneas, 185 (9,88%) casos foram identificados como casos clínicos de infestações por ácaros da sarna. A prevalência de espécies de Sarcoptes foi mais elevada em 104 casos (56,22%), seguida de espécies de Demodex em 81 casos (43,88%). A prevalência global de ácaros da sarna foi mais elevada na raça Pomerânia (60,9%). Não foi observada uma predileção específica por idade e sexo para uma infestação específica por ácaros da sarna.

Nageswaramma e Suryanarayana (2004) efectuaram um estudo para registar a incidência de várias doenças de pele em canídeos. Um total de 197 cães com problemas de pele foram examinados para detetar a presença de sarna e 44 foram considerados positivos, o que corresponde a uma incidência global de 22,34%. Os cães com menos de um ano de idade foram os mais vulneráveis, com uma incidência de 45,0%. A incidência de sarna foi de 25,5, 12,5 e 17,5 por cento nos grupos etários de 1-2, 2-3 e mais de 3 anos, respetivamente. Verificou-se que o sexo tem alguma influência na incidência da sarna, sendo mais frequente nos machos (65,0%) do que nas fêmeas (35,0%). Em relação à raça, a incidência da sarna foi maior em cães não descritos (42,5%) do que em raças puras como o Doberman (20,05%), o Alsaciano (15,0%), o Lebrador (10,0%), o Pomerânia (7,5%), o Dogue Alemão (2,5%) e o Lhasa apso (2,5%).

Nair (2004) efectuou um exame microscópico das raspas de pele recolhidas de casos suspeitos de sarna, demodicose e infeção fúngica, que revelou *Demodex spp.* (10 casos), Sarcoptes scabiei Var. canis (13 casos) e hifas ou esporos de fungos (15 casos).

2.2 HEMATOLOGIA

Gurtler (1941) efectuou estudos hematológicos em 21 cães com sarna demodécica e verificou que a contagem total de glóbulos vermelhos, a contagem total de leucócitos, a concentração de hemoglobina, a contagem de linfócitos, neutrófilos e monócitos eram essencialmente normais. O número de eosinófilos estava aumentado e os polimorfos apresentavam um desvio para a esquerda.

Schalm (1963) atribuiu a eosinofilia encontrada em casos de infestação parasitária à sensibilização do hospedeiro e à proteína dos parasitas. Sugeriu também que as condições de stress produzidas pelo prurido e pela dor na dermatite aumentam a hormona corticotrofina que, por sua vez, causa neutrofilia e linfopenia. A neutrofilia pode dever-se à lesão celular que, por sua vez, provoca a libertação de substâncias, como a leucotaxina e os factores promotores de leucocitose do sangue para a área lesionada, o que resulta na libertação de mais neutrófilos para a corrente sanguínea.

Ramakrishnan *et al.* (1972) efectuaram um estudo hematológico em cães afectados por sarna demodécica, sarna sarcóptica e eczema e observaram um aumento da contagem de eosinófilos e da taxa de sedimentação de eritrócitos em todos eles. Além disso, registou-se leucocitose e monocitose acentuada na sarna demodécica.

Thoday (1981) observou eosinofilia em vários tipos de afecções cutâneas, que pensou dever-se a um aumento da concentração de histamina no plasma.

Gowda *et al.* (1982) efectuaram estudos hematológicos em 25 cães saudáveis e observaram 17,5± 0,582 x 103, 74,80± 1,69 por cento, 3,28± 0,45 por cento, 17,20± 0,51 por cento, 1,32± 0.17 por cento, 3,68± 0,51 por cento e 12,60± 0,32 g/dl foram os valores médios para a contagem total de leucócitos, neutrófilos, bandas, linfócitos, monócitos, eosinófilos e hemoglobina, respetivamente. Outros 64 cães com dermatite não específica revelaram um aumento da contagem total de leucócitos, linfopenia, eosinofilia, monocitose e anemia.

Nesbitt (1983) observou que os resultados dos testes laboratoriais clínicos efectuados em cães demodécicos revelavam uma contagem normal de células sanguíneas completas e uma contagem diferencial, a não ser que a situação fosse complicada por uma infeção bacteriana secundária que causasse uma leucocitose ligeira.

Pathak e Bhatia (1986) efectuaram um estudo hematológico num cão de quatro anos de idade, de raça não descrita, com demodicose generalizada e observaram uma diminuição da hemoglobina (9,70 g/dl), do volume de concentrado de células (29,0%) e da contagem total de eritrócitos (5,467 x 106/µl) e um aumento da contagem total de leucócitos (12 000/µl). Verificou-se uma redução acentuada do MCH (17,74 picogramas), o que indica uma anemia hipocrómica normocítica.

Seigmund *et al.* (1986) referiram que a redução do valor médio da hemoglobina e da contagem total de eritrócitos observada na dermatite pode ser atribuída à anemia causada pela perda de proteínas da pele.

Ferreira *et al.* (1987) registaram alterações hematológicas, como a diminuição da contagem total de eritrócitos, do volume de células compactadas e da concentração de hemoglobina em cães infestados com Demodex, em comparação com cães saudáveis.

Nayak (1993) efectuou estudos hematológicos em cães infectados com Demodex e em cães saudáveis. A contagem total de leucócitos foi significativamente mais elevada ($P < 0,01$) no grupo infetado em comparação com o grupo não infetado. Na contagem diferencial de leucócitos, a percentagem de eosinófilos foi significativamente mais elevada do que no grupo de controlo. Os linfócitos no grupo de controlo eram mais elevados do que no grupo infetado.

Lee *et al.*(1995) atribuíram o aumento de eosinófilos no sangue observado na demodicose à dermatite de contacto alérgica.

Saridomichelakis *et al.*(1999) efectuaram um estudo hematológico num cão de seis anos e meio de idade com demodicose generalizada e revelaram linfopenia.

Aujla *et al.* (2000) efectuaram um estudo hematológico em cães infectados com sarna demodécica e revelaram um aumento significativo da contagem total de leucócitos, uma diminuição da hemoglobina, uma neutrofilia relativa ligeira, uma linfopenia e uma eosinofilia significativas.

Bhosale *et al.* (2000) revelaram uma diminuição da contagem de eritrócitos, um aumento da contagem total de leucócitos, eosinofilia e monocitose em cães infectados com Demodex canis.

Chhabra *et al.*(2000) não observaram alterações hematológicas evidentes em cães infestados com Demodex.

Deb *et al.*(2000) revelaram que a hemoglobina diminuiu em cães infestados com Demodex canis.

Dimri *et al.*(2000) efectuaram investigações hematológicas em cães infectados com sarna demodécica e sugeriram que a concentração de Hb nos cães afectados pela sarna é reduzida, o que pode estar associado a uma contagem total de eritrócitos e a um PCV significativamente baixos, possivelmente devido à toxemia causada pelos ácaros. A redução da contagem total de eritrócitos pode também resultar de uma menor taxa de eritropoiese. A leucocitose pode ser devida a reacções alérgicas causadas pelo ácaro ou por produtos do ácaro e a reacções inflamatórias. Registou-se um aumento da contagem total de leucócitos com um aumento de linfócitos e eosinófilos, devido a alterações inflamatórias e eritematosas.

Sachan *et al.*(2000) estudaram o aspeto hematológico em 40 cães de diferentes raças que sofriam de várias perturbações clínicas da pele. Foram colhidas amostras de pele para exames bacteriológicos, fúngicos e de ácaros. Demodex canis e Sarcoptes spp. foram associados à sarna. Foi observada uma ligeira anemia (devido à diminuição da hemoglobina: 11,36± 0,4 g% e à redução da contagem total de eritrócitos: 4,90± 0,23 x 106/µl) e leucocitose (CPT: 13,95± 0,79 x 103/µl) com neutrofilia (neutrófilos 75,5± 1,26%), independentemente do tipo de infeção.

Gupta e Prasad (2001) mostraram que a hemoglobina significativamente mais baixa, a neutrofilia e a leucocitose eram caracterizadas por demodicose generalizada.

Uysal (2001) estudou 20 cães naturalmente infectados com Demodex canis.

Foram colhidas amostras de sangue de todos os cães antes e três semanas após o tratamento. A partir destas amostras de sangue, foram determinadas as contagens de eritrócitos, leucócitos e trombócitos, a quantidade de hemoglobina, o valor do hematócrito, o volume celular médio (VCM), a hemoglobina celular média (HMC), a concentração de hemoglobina celular média (CHCM), a largura de distribuição dos glóbulos vermelhos (LDR) e o volume plaquetário médio (VPM). Mostrou que as diferenças entre os valores médios dos cães antes e depois de três semanas de tratamento eram significativas para as contagens de eritrócitos e leucócitos, o valor do hematócrito e a quantidade de hemoglobina.

Dhume *et al.*(2002) efectuaram investigações hematológicas em cães com infecções confirmadas *por Demodex spp.* Os níveis de hemoglobina nos cães infectados eram mais baixos. Tanto a contagem de leucócitos como a de monócitos estavam dentro dos limites normais, mas observou-se linfopenia e eosinofilia em alguns dos cães infectados.

Jani *et al.*(2003) efectuaram estudos hematológicos sobre infestações por ácaros da sarna em cães. Em comparação com cães saudáveis, registou-se uma neutrofilia e leucocitose significativas ($P < 0,05$) em cães infestados com sarna sarcóptica, ao passo que se registou um nível baixo de hemoglobina e uma contagem total de eritrócitos, juntamente com eosinofilia, em cães infestados com sarna demodécica.

Nageswaramma e Suryanarayana (2004) examinaram 197 cães com problemas de pele para detetar a presença de sarna e 44 foram considerados positivos. Efectuou investigações hematológicas e revelou um aumento da contagem total de leucócitos e da contagem de eosinófilos, com uma diminuição da contagem total de eritrócitos, do volume de células compactadas (PCV) e da concentração de hemoglobina nos cães afectados por sarna.

Nair (2004) efectuou um estudo hematológico sobre dermatite que revelou uma diminuição estatisticamente significativa da concentração de hemoglobina e da contagem total de eritrócitos, um aumento da taxa de sedimentação de eritrócitos, neutrofilia e eosinofilia.

2.3 HISTOPATOLOGIA

Maier (1939) observou a dilatação do folículo piloso com queratina e ácaros e a subsequente atrofia do epitélio nas secções de biopsia da pele suspeitas de demodicose.

Unsworth (1946) confirmou as conclusões de Canepa e da Grana (1941). Sugeriu-se que a invasão dos gânglios linfáticos era secundária à infestação da pele e que a invasão interna não era necessária para completar o ciclo de vida do parasita. Provavelmente, os ácaros entraram no sistema linfático acidentalmente e foram passivamente transportados para os gânglios linfáticos pelo sangue ou pela linfa.

Kral e Novak (1953) observaram a destruição da bainha da raiz e das glândulas sebáceas na foliculite supurativa devido à penetração dos ácaros Demodex nos folículos pilosos.

French (Jr.) (1962) observou a presença de Demodex canis nos linfonodos mandibulares, parotídeos, mediais, retrofaríngeos, ilíacos, pré-escapulares, axilares, superficiais, inguinais e poplíteos dos cães com lesões generalizadas. Mas o exame histopatológico dos gânglios linfáticos de 10 cães infectados sem quaisquer lesões cutâneas visíveis não revelou a presença de qualquer ácaro.

Schwartzman e Orkin (1962) observaram hiperqueratose, acantose e camada epidérmica superior edematosa, infiltração da derme com linfócitos, eosinófilos, poucos mastócitos e proliferação acentuada de fibroblastos, microabscessos da epiderme e da derme e formação de granuloma no estrato córneo como os principais achados histopatológicos na secção de biopsia da pele retirada de cães gravemente infestados com Demodex canis.

French (1966) observou Demodex canis nos linfonodos mandibular, parotídeo, retrofaríngeo, ilíaco, pré-escapular, axilar, inguinal superficial e poplíteo. Os ácaros estavam localizados principalmente nos seios periféricos e na linfa vasos associados aos linfonodos. A reação dos gânglios linfáticos aos ácaros foi uma inflamação crónica. As células gigantes de corpo estranho estavam associadas aos ácaros. Na periferia dos gânglios linfáticos infectados, observaram-se áreas de proliferação de macrófagos e um aumento das células do tecido conjuntivo. Foram observados trombos nos vasos linfáticos que uniam os gânglios linfáticos pré-escapulares, mandibulares, parotídeos e axilares. Os constituintes dos trombos incluíam Demodex canis, macrófagos, células gigantes, neutrófilos, linfócitos, eritrócitos, depósitos de proteínas e fibrina. Os Demodex canis foram recuperados de linfonodos de cães com sarna demodécica crónica grave.

Baker (1969) observou que a presença mecânica dos ácaros Demodex nos folículos pilosos causava provavelmente uma inflamação crónica à volta dos parasitas. Também se pensou que se devia a uma reação alérgica dos tecidos aos parasitas. A reação pustulosa causava uma distensão excessiva e a rutura dos folículos.

Sheahan e Gaafar (1970) relataram a presença de macrófagos, linfócitos e fibroblastos em folículos pilosos infectados com Demodex canis. Granulomas focais, muitos contendo demodicídeos em várias fases de degeneração, desenvolveram-se na derme nos locais de rutura dos folículos. O centro de um granuloma típico era ocupado por detritos de tecido hialinizado. As células epitelióides encontravam-se no interior dos detritos e formavam uma camada circunferencial. Havia uma zona de histiócitos, linfócitos e células plasmáticas à volta das células epitelióides. Observou-se uma acumulação densa de células plasmáticas em redor de muitas glândulas sudoríparas apócrinas. As áreas afectadas estavam congestionadas e os linfáticos dérmicos estavam aumentados. Os mastócitos eram abundantes e estavam adjacentes aos capilares dérmicos e havia muitos melanóforos na derme superior. A epiderme era acantótica e ligeiramente hiperqueratótica e a camada granular era mais espessa do que o normal.

As células da camada malpighiana na bainha externa da raiz de alguns folículos pilosos estavam necróticas. Por baixo das áreas de degenerescência das células epiteliais, foram encontradas células mononucleares e reticulação de colagénio.

Baker (1975) observou o desenvolvimento de hiperpigmentação da pele em cães com demodicose. A hiperpigmentação deveu-se ao aumento da atividade melanocítica na epiderme. A derme perto dos folículos pilosos infestados continha muitos histiócitos repletos de grânulos de melanina.

Nutting (1975) registou a presença de um pequeno número de ácaros na derme sem qualquer resposta inflamatória ou infiltração perivascular. Em muitos casos, os folículos pilosos adjacentes, as células epiteliais, as glândulas sebáceas e a epiderme foram destruídos pelos ácaros durante a sua penetração.

Sakakibara (1976) observou a invasão do Demodex canis no cório e a destruição dos folículos pilosos. As glândulas sebáceas também foram observadas como degeneradas e necróticas.

Chakrabarti e Mishra (1978) realizaram uma investigação para estudar a ocorrência e a patologia do Demodex canis nos órgãos internos de cães que sofriam de demodicidose generalizada crónica. Nas secções histopatológicas, os ácaros Demodix canis podiam ser observados nos gânglios linfáticos mandibulares, parotídeos, retrofaríngeos e pré-escapulares. As infiltrações celulares eram acompanhadas por corpo estranho (ácaros) e células gigantes sinciciais e hiperplasia de células reticulo-endoteliais. O linfonodo parotídeo revelou um trombo constituído por macrófagos, linfócitos, fibrina, parasitas desintegrados e neutrófilos. Além disso, foram detectados ácaros nos linfonodos poplíteo e inguinal superficial.

Nesbitt e Schmitz (1978) observaram biópsias de quatro cães com dermatite alérgica fugaz e sem dermatite inalatória alérgica concomitante. As principais alterações epidérmicas foram a hiperqueratose e a acantose. Algumas secções apresentavam paraqueratose acentuada e crostas superficiais. A alteração mais consistente na derme foi a infiltração moderada a acentuada de linfócitos, histiócitos e plasmócitos, frequentemente acompanhada por um pequeno número de neutrófilos e mastócitos, tendo sido observados poucos eosinófilos.

Rojko *et al.* (1978) observaram alterações histopatológicas na pele causadas pela sarna demodécica e revelaram uma inflamação purulenta intensa da epiderme ou dos folículos pilosos, juntamente com a presença de ácaros nos folículos pilosos.

Abu-Samra *et al.* (1981) observaram hiperqueratose, acantose e camada epidérmica superior edematosa, infiltração da derme com linfócitos, eosinófilos, poucos mastócitos e proliferação acentuada de fibroblastos, microabscessos da epiderme e da derme e formação de granuloma no estrato córneo como os principais achados histopatológicos na secção de biopsia da pele retirada de cães gravemente infestados com Demodex canis.

Mukhtar *et al.*(1981) efectuaram estudos histopatológicos das secções de pele de dois cães com demodicose grave e observaram a presença de vários Demodex canis nos folículos pilosos. Os folículos pilosos estavam necróticos e cheios de detritos queratinosos. A derme estava infiltrada com linfócitos, eosinófilos e alguns mastócitos. Registou-se uma proliferação acentuada de fibroblastos.

Soulsby (1982) reconheceu duas formas de doença, uma forma escamosa e uma forma pustulosa. Na forma escamosa, os folículos pilosos estão distendidos com ácaros e detritos celulares, o epitélio folicular é atrófico, a hiperqueratose é progressivamente evidente e pedaços de material cornificado esfoliam da superfície. A sarna demodécica pustular resulta da invasão bacteriana da derme. Observa-se uma infiltração dérmica extensa de leucócitos polimorfonucleares, linfócitos e células plasmáticas e ocorre a formação de pústulas ou abcessos com inflamação acentuada.

Barta e Grant (1983) observaram graus variáveis de perifoliculite, foliculite e furunculose com folículos dilatados constituídos por ácaros e detritos queratinosos, número variável de tipos de células inflamatórias e infeção bacteriana secundária.

A dilatação dos folículos pilosos com queratina e ácaros e a subsequente atrofia do epitélio foi observada por Nesbitt (1983) nas secções de biopsia da pele suspeitas de demodicose.

Das (1985) observou uma distensão dos folículos pilosos com numerosos ácaros e atrofia das células epiteliais foliculares. A derme apresentava uma congestão acentuada dos capilares associada a uma infiltração densa de linfócitos, particularmente em torno dos capilares, dos folículos pilosos e das glândulas sebáceas.

Pathak e Bhatia (1986) observaram um grande número de ácaros Demodex canis no interior dos folículos pilosos e das glândulas sebáceas cobertos por camadas cornificadas espessas da epiderme no exame histopatológico da pele de um cão com demodicose generalizada. Os folículos pilosos parasitados estavam aumentados e os ácaros cobriam bem o espaço distendido. Em alguns locais, observou-se atividade fibroblástica e infiltração com leucócitos polimorfonucleares, linfócitos e células plasmáticas. Observou-se a acumulação de um grande número de grânulos pigmentados escuros de tamanhos variáveis na periferia dos folículos pilosos parasitados, sugerindo hiperpigmentação.

Muller *et al.* (1989) revelaram que os cães com demodicose generalizada e imunossupressão secundária mediada por células apresentavam duas fases histopatológicas: uma fase de resposta celular mínima a ausente, em que os ácaros estavam confinados aos folículos pilosos, e outra fase em que se observava uma resposta celular extensa, juntamente com a rutura dos folículos, o que resultava na libertação dos ácaros na derme, actuando como corpo estranho.

Os estudos histopatológicos da sarna demodécica efectuados por Nedunchyelliyan (1989) revelaram queratinização, acantose focal juntamente com neutrófilos, linfócitos, histiócitos e infiltração de células plasmáticas, fibrose dérmica, granuloma, formação de células gigantes e hiperplasia das células epiteliais das glândulas sebáceas.

Nayak (1993) estudou os aspectos histopatológicos da demodicose canina. Os folículos pilosos continham exsudado no qual eram evidentes ácaros adultos cortados em diferentes planos. Nos folículos pilosos compostos, o pelo primário manifestou alterações degenerativas mais cedo do que os pêlos secundários curtos. As glândulas sudoríparas foram mais gravemente afectadas do que as glândulas sebáceas. As glândulas sudoríparas estavam distendidas com numerosos ácaros cortados em vários planos. A epiderme estava muito inflamada na região afetada. Havia acantose e hemorragia na epiderme devido à invasão e formação de túneis nas células epiteliais escamosas. Havia infiltração da derme por células reaccionárias como linfócitos, monócitos, plasmócitos e histiócitos. Os neutrófilos eram comparativamente menos numerosos. Os túneis da epiderme estendiam-se muitas vezes profundamente na derme.

Neog *et al.*(1995) observaram alterações infiltrativas difusas predominadas por neutrófilos, plasmócitos e linfócitos nas papilas dérmicas, por vezes estendendo-se até ao subcutâneo na pele de cães infestados com demodicose natural. Estes achados eram indicativos de uma resposta inflamatória crónica. Verificaram-se alterações granulomatosas focais no estrato córneo que se estendiam até às papilas dérmicas, resultando na sua destruição. Os folículos pilosos encontravam-se distendidos, não se observando, contudo, rutura folicular e presença de células gigantes. Devido à rutura dos folículos, os ácaros e os pêlos do corpo são libertados para a derme, o que provoca uma reação de corpo estranho, predominantemente de células epitelóides e gigantes. A infiltração de linfócitos e plasmócitos pode dever-se à atração destas células por antigénios presentes na cutícula do ácaro. A infiltração de neutrófilos na lesão pode dever-se à presença de estafilococos coagulase positiva e de outras bactérias secundárias que habitam normalmente na pele.

Bhatia (1997) estudou a histopatologia das biópsias de pele recolhidas de casos de demodicose e revelou graus variáveis de perifoliculite, foliculite e furunculose. As alterações epidérmicas incluíam edema intracelular ligeiro a degenerescência vacuolar grave, hiperplasia dos folículos pilosos e espessamento da derme com reacções inflamatórias ligeiras.

Caswell *et al.*(1997) referiram que a foliculite mural é uma lesão histológica consistente da demodicose canina. As lesões histológicas incluíam foliculite linfocítica mural e de interface, granulomas perifoliculares e foliculite supurativa e furunculose. A derme superficial e perifolicular apresentava cicatrizes. Os ácaros eram numerosos, com mais de quatro por folículo. As amostras de biopsia recolhidas durante as fases activas da doença continham foliculite de interface com incontinência pigmentar proeminente e apoptose de queratinócitos foliculares. As células inflamatórias eram em número reduzido.

Day (1997) examinou biópsias de pele de 32 cães com demodicose causada por Demodex canis. As lesões histológicas incluíam ausência de inflamação (2 biópsias), perifoliculite dominante (11 biópsias), foliculite mural de interface (7 biópsias), foliculite mural (1 biópsia), furunculose (10 biópsias) e dermatite nodular (1 biópsia).

Chesney (1999) efectuou biópsias por punção com 6 mm de diâmetro em dois cães com demodicose. Num cão, observou que a epiderme era acantótica e hiperqueratótica com hiperqueratose folicular, foliculite e furunculose e que foram encontrados ácaros Demodex nos folículos. Muitos ácaros Demodex foram encontrados no estrato córneo, situando-se a 50 µm do topo do estrato granuloso. Noutro cão, a epiderme era normal e a derme superior e média não apresentavam inflamação significativa, enquanto alguns nódulos linfóides estavam presentes na derme inferior. Estava presente uma foliculite de interface ligeira e muitos folículos continham ácaros Demodex. Os ácaros também estavam presentes no estrato córneo. Foi registada a formação de granulomas focais ao nível das glândulas sudoríparas.

Mozos *et al.*(1999) descreveram as caraterísticas clínicas e patológicas de três cães com leishmaniose e demodicose generalizada concomitantes. A alopécia difusa, as crostas, a foliculite e a furunculose, tal como habitualmente observadas na demodicose generalizada, eram proeminentes em todos os cães. Microscopicamente, verificou-se uma dermatite granulomatosa superficial e profunda difusa e perifolicular e, em dois cães, foram observados ácaros Demodex canis e amastigotas de Leishmania spp. nas mesmas lesões. Foram observados numerosos macrófagos nos infiltrados inflamatórios.

Saridomichelakis *et al.*(1999) efectuaram a histopatologia da pele em dois casos de demodicose canina de início na idade adulta (um localizado e outro generalizado) e revelaram segmentos de um ácaro com secção transversal no estrato córneo, juntamente com numerosos segmentos de ácaros nos folículos pilosos. Foi também observada dermatite hiperplásica, peri anexial a intersticial, supurativa, piogranulomatosa e/ou linfoplasmocítica, bem como foliculite mural neutrofílica ou linfoplasmocítica.

Aujla *et al.* (2000) observaram que as alterações histopatológicas da pele de cães afectados por sarna revelaram secções cortadas de ácaros no estrato córneo, hiperplasia, hiperqueratose e esfoliação da epiderme superficial. A demodicose foi caracterizada por folículos pilosos dilatados com ácaros, foliculite, perifoliculite e furunculose. Os ácaros extra foliculares evocaram uma reação típica de células inflamatórias granulomatosas purulentas a corpo estranho, constituída por neutrófilos, macrófagos, células linfóides, plasmócitos, fibroblastos e um grande número de células gigantes de corpo estranho. Na demodicose, a presença de piogranulomas na proximidade dos folículos pilosos e das glândulas dérmicas pode ser induzida pelos fragmentos de ácaros extra foliculares, bem como por uma infeção bacteriana secundária.

Dimri *et al.* (2000) efectuaram uma investigação histopatológica em cães infectados com sarna demodécica e revelaram secções cortadas de ácaros incorporados na massa queratinizada da epiderme e da derme com reação ligeira a intensa de células mononucleares. A epiderme nessas áreas revelou perda de folículos pilosos e glândulas sebáceas, para além de hiperqueratinização e descamação. Nos rins, observou-se a degeneração tubular e a infiltração de células mononucleares no interstício e adjacente a alguns glomérulos. A hiperplasia linfoide e a tendência para a depleção linfocítica nos centros germinais eram evidentes no baço, enquanto os folículos linfóides eram visualizados indistintamente nos gânglios linfáticos devido à depleção de células. No fígado, foram observadas congestão sinusoidal, hemorragias focais e alterações gordas nos hepatócitos.

Chhabra e colaboradores (2002) relataram alterações histopatológicas como hiperplasia, hiperqueratose da epiderme, dilatação cística dos folículos pilosos devido à presença de ácaros e infiltração de células inflamatórias em casos de cães afectados por ácaros.

Hiller e Desch (2002) encontraram ácaros de grande porte nos folículos pilosos, ductos sebáceos e glândulas sebáceas em secções histológicas da pele de dois cães infestados com ácaros Demodex.

Nair (2004) efectuou um estudo histopatológico das amostras de biopsia recolhidas de casos de afecções dermatológicas que revelou alterações caraterísticas. Na demodicose, as alterações predominantes incluíam a dilatação dos folículos pilosos com ácaros, foliculite e destruição dos folículos pilosos e do tecido dérmico.

2.4 HISTOQUÍMICA

Fernando (1966) efectuou um estudo histológico e histoquímico das glândulas do canal auditivo externo do cão. A pele que reveste a superfície interna da parte proximal do pavilhão auricular era intrincadamente dobrada e possuía uma estrutura cartilaginosa na qual se localizavam pêlos, glândulas sebáceas e glândulas apócrinas.

Material resistente à diástase, positivo para ácido periódico de Schiff (PAS positivo): as glândulas sebáceas não continham qualquer material pertencente a esta classe. As células secretoras das glândulas apócrinas continham gotículas de material PAS-positivo, resistente à diastase. Estas gotículas encontravam-se principalmente no citoplasma em direção ao bordo luminal da célula.

Fosfatases alcalinas: As células periféricas menos maduras dos ácinos sebáceos apresentaram algum grau de atividade enzimática. Em direção à zona central das células maduras, verificou-se uma diminuição da atividade enzimática. Foi observada uma intensa atividade da fosfatase alcalina nas células mioepiteliais e nas bases das células secretoras. A atividade enzimática era fraca nas secreções contidas no lúmen das glândulas.

Harno *et al.*(1966) efectuaram estudos histoquímicos e farmacológicos das glândulas sudoríparas do cão. Foram determinadas as diferenças histoquímicas nas glândulas sudoríparas do cão antes e depois da transpiração. A intensidade das reacções da fosfatase alcalina, da fosfatase ácida e da esterase inespecífica nas glândulas sudoríparas écrinas aumentou mais após a injeção de metacolina do que após a injeção de epinefrina. Nas glândulas sudoríparas apócrinas, as reacções da fosfatase alcalina e ácida e da esterase inespecífica foram mais fortes após injecções de epinefrina. A estimulação térmica induziu uma reação mais forte para a fosfatase alcalina nas glândulas sudoríparas apócrinas do que a epinefrina.

Sheahan e Gaafar (1970) efectuaram estudos histopatológicos e histoquímicos da pele de cães normais e infectados com Demodex (natural e experimental). A epiderme dos cães infectados apresentou uma reação mais intensa para a desidrogenase láctica e a glucose-6-fosfato desidrogenase em comparação com a epiderme dos cães normais. A atividade da fosfatase alcalina aumentou com a gravidade da infeção. Na infeção experimental, verificou-se que os folículos pilosos estavam distendidos com ácaros Demodex antes da rutura e tinham uma intensa atividade enzimática oxidativa que conduzia à formação de granulomas. Os ácaros Demodex presentes no granuloma não apresentavam qualquer atividade enzimática oxidativa. Na pele dos cães de controlo, verificou-se uma intensa atividade da desidrogenase succínica nas células epiteliais das glândulas sudoríparas apócrinas. As camadas inferiores de malpighi da epiderme e o epitélio do folículo piloso estavam moderadamente corados. Ocorreu uma reação ligeira nas glândulas sebáceas. A diferença de intensidade não foi aparente na reação epidérmica da pele infestada com demodicida.

Conroy e Green (1975) mostraram a distribuição de fosfatases ácidas e alcalinas na pele canina. A atividade da fosfatase alcalina foi encontrada nas papilas dérmicas dos folículos pilosos, independentemente do seu estado de atividade. Os resultados indicam que a fosfatase ácida e a fosfatase alcalina são enzimas distintas com funções biológicas diferentes. O principal papel da fosfatase alcalina na pele parece ser a desfosforilação para adsorção e transporte de substâncias químicas necessárias ao crescimento e manutenção do sistema piloso e dos anexos glandulares.

Das (1985) estudou as alterações histoquímicas na epiderme e na derme de quatro cães naturalmente infectados com Demodex canis e não encontrou reacções para o glicogénio, mucopolissacarídeos e proteínas em diferentes túnicas da derme e da epiderme.

Nayak (1993) efectuou a histoquímica de tecidos infectados de cães com demodicose. Todos os casos afectados apresentavam alterações histoquímicas idênticas, independentemente da duração da afeção. O teor de glicogénio da pele era escasso em todos os casos afectados, tal como evidenciado pela reação de diastase PAS (ácido periódico de Schiff) e em regiões como a pata traseira, a testa, a pata, etc.. Era muito menor do que nas regiões da mandíbula, orelha e antebraço. As células epidérmicas das regiões afectadas apresentavam um teor de glicogénio inferior ao das fibras dérmicas. As secções de parasitas no interior das formações semelhantes a quistos, nas glândulas sudoríparas atróficas e nos folículos pilosos eram, no entanto, mais reactivas para o glicogénio do que os constituintes da pele. A reação do azul de alcian a pH 1,5 e a metacromasia do azul de toludina revelaram um aumento do teor de mucopolissacáridos ácidos e sulfatados na epiderme e na derme. As áreas degenerativas da epiderme manifestaram uma reação mais grave do que a camada epidérmica. Os parasitas também eram positivos para o mucopolissacárido ácido, tal como o líquido exsudativo que os rodeava no interior das formações císticas. As glândulas sudoríparas e sebáceas atróficas e os folículos pilosos manifestaram uma reação fraca com a técnica do azul de alcian.

2.5 BIOQUÍMICA

Hagiwara e Germano (1974) efectuaram a eletroforese das proteínas séricas de 15 cães normais com idades compreendidas entre os seis meses e os três anos, de ambos os sexos e de diferentes raças, e de 22 cães com idades compreendidas entre os três meses e os quatro anos, afectados por sarna demodécica localizada e generalizada. Observou-se que o valor total das proteínas séricas se encontrava dentro dos limites normais em todos os casos. No caso da demodicose canina generalizada, registou-se um aumento da globulina beta e gama e uma diminuição da albumina, mas nos casos localizados todos os valores se encontravam dentro dos limites normais. Observou-se um aumento do valor da globulina alfa-2 e do valor da globulina gama nos casos de infeção bacteriana secundária e de demodicose crónica, respetivamente.

Sakakibara (1976) observou um aumento das proteínas séricas e da betaglobulina e uma diminuição da relação albumina/globulina em paralelo com a exacerbação das manifestações cutâneas na demodicose canina um ano após a infestação. Quando as lesões cutâneas desapareceram espontaneamente, os níveis de proteína no soro revelaram-se quase normais.

Gowda *et al.* (1982) observaram que o cálcio sérico médio, o fósforo sérico, o colesterol sérico e a glucose no sangue eram 12,3± 0,20 mg/dl, 5,52± 0,17 mg/dl, 2,55± 8,90 mg/dl e 100.0± 9,62 mg/dl, respetivamente, em cães saudáveis, em comparação com 10,60± 0,14 mg/dl, 5,98± 0,13 mg/dl, 2,92± 8,70 mg/dl e 83,00± 1,50 mg/dl em cães com dermatite inespecífica. A dermatite inespecífica canina tem sido caracterizada por hipocalcemia, hipercolestemia e hipoglicemia.

Jezyk *et al.* (1986) referiram que, em casos de acrodermatite letal em Bull

Terriers, os valores médios de zinco no plasma e as fosfatases alcalinas séricas estavam diminuídos.

Pathak e Bhatia (1986) efectuaram uma análise bioquímica num caso de demodicose canina. Revelou uma diminuição das proteínas (5,8 g%), da albumina (2,65 g%), da relação albumina-globulina (0,841%) e um aumento das globulinas (3,15 g%).

Khazizov e Matukhin (1990) referiram que o nível de fosfatase alcalina no soro sanguíneo se encontrava elevado nos doentes que sofriam de eczema, neurodermatite, eczema com grandes áreas de pele envolvidas e nos doentes com úlceras tróficas de várias origens.

Reddy *et al.*(1992) realizaram perfis de proteínas séricas e o seu significado na demodicose canina e revelaram que as proteínas totais se encontravam dentro dos limites normais em 90,00 por cento dos casos de demodicose localizada, exceto num cão (4 g/dl). A albumina estava significativamente reduzida ($P < 0,01$) e não se verificaram alterações significativas noutras fracções proteicas.

Nayak (1993) analisou parâmetros bioquímicos sanguíneos em cachorros infectados experimentalmente com sarna demodécica e em cães saudáveis não infectados. Neste estudo, encontrou glucose plasmática 5,936± 0,055 mmol/l, proteínas totais 71,366± 1,456 g/l, albumina 34,458± 1,706 g/l, globulina 36,908± 2,262 g/l e colesterol 3,803± 0,091 mmol/l em cães infectados. Os valores estimados no grupo de controlo não infetado foram os seguintes: glucose plasmática 5,657± 0,065 mmol/l, proteínas totais 66,733± 0,483 g/l, albumina 36,166± 0,295 g/l, globulina 30,566± 0,501 g/l e colesterol 3,291± 0,0096 mmol/l. Uma comparação das médias mostra que o valor da glucose plasmática foi significativamente mais elevado ($P < 0,01$ e 0,05) nas crias infectadas experimentalmente em comparação com os controlos não infectados. Os níveis de proteínas totais e de globulina no soro também eram mais elevados nas crias infectadas, mas o aumento não tinha significado estatístico. O valor médio do colesterol sérico aumentou nos cães demodécicos em comparação com os cães saudáveis.

Shakir *et al.* (1996) registaram uma diminuição da concentração sérica de colesterol total em doenças cutâneas não específicas em caninos.

Verkhovsky *et al.*(1996) referiram que os cães afectados pela demodicose apresentavam um aumento significativo das proteínas totais e das globulinas. Não se registaram diferenças na concentração de albumina em cães saudáveis e doentes.

Aujla *et al.* (1998) registaram alterações imunoquímicas séricas na dermatite de ocorrência natural em cães induzida por sarna e pulgas. Observou-se um aumento significativo das proteínas totais na dermatite sarcóptica, demodécica e por pulgas em cães afectados, o que pode dever-se a um aumento das imunoglobulinas totais e dos CICS (Complexos Imunitários Circulatórios).

Saridomichelakis *et al.* (1999) efectuaram uma bioquímica sérica em cães com demodicose e revelaram um aumento acentuado da fosfatase alcalina.

Os perfis bioquímicos sanguíneos na demodicose canina foram estudados por Jha (2000). O objetivo da experiência era estudar as alterações dos constituintes bioquímicos do sangue, nomeadamente a glucose, as proteínas totais, a albumina, a globulina, o rácio albumina-globulina (A : G), os perfis lipídicos (nomeadamente os lípidos totais, os fosfolípidos, o colesterol e os triglicéridos) e as actividades enzimáticas da fosfatase alcalina e da acetilcolinesterase durante as diferentes fases (14º, 28º e 42º dias) da Demodex canis em cães. A concentração de glucose no sangue diminuiu significativamente ($P < 0,01$) no 14º dia de infeção, mas depois manteve-se no seu valor inicial. O conteúdo total de proteínas não foi afetado pela infeção por sarna, enquanto a concentração de albumina diminuiu significativamente ($P < 0,01$) em todas as fases do estudo. O teor de globulina sérica foi menor ($P < 0,01$) no 14º dia, mas aumentou no 28º e no 42º dia de infeção. A infeção por sarna demodécica não alterou o perfil lipídico até ao 14º dia de infeção, mas a concentração de lípidos totais, colesterol total, fosfolípidos totais e triglicéridos (TG) mais ácidos gordos livres diminuiu significativamente (P < 0,05) no 28º dia de infeção. No 42º dia, as concentrações de colesterol total e fosfolípidos diminuíram significativamente (P < 0,05), enquanto os lípidos totais e os TG totais foram afectados negativamente e os valores diminuíram significativamente (P < 0,01) devido ao impacto da infestação por sarna. Em comparação com o controlo, verificou-se que a atividade da fosfatase alcalina diminuiu (P < 0,01) a partir do 14º dia de infeção. A atividade sérica da acetilcolinesterase mostrou uma inibição significativa nos animais infectados em relação aos animais do grupo de controlo no 14º dia (P < 0,01) e no 28º dia (P < 0,05) de infeção. Concluiu-se que ocorrem alterações em muitos parâmetros bioquímicos sanguíneos em cachorros infectados com sarna demodécica a partir do 14º e 28º dia.

Sachan *et al.*(2000) efectuaram a determinação da glicose no sangue, do ácido ascórbico e do azoto ureico no sangue em caninos com perturbações dermatológicas. Os níveis globais de glucose no sangue situam-se dentro dos limites normais.

Gupta e Prasad (2001) mostraram um aumento significativo das proteínas totais e da globulina tanto na sarna como na escabiose.

Biswas *et al.*(2002) estudaram o perfil de proteínas séricas e as actividades enzimáticas em cães demodécticos. Foram colhidas amostras de sangue de oito cães demodécticos e de oito cães saudáveis. Foi observado um aumento significativo da globulina sérica total, da alanina aminotransferase (ALT), da aspartato aminotransferase (AST) e da fosfatase alcalina (ALP) nos cães demodécticos (P < 0,05). Os níveis de proteínas séricas totais e de glucose diminuíram significativamente (P < 0,05). Verificou-se uma diminuição significativa do nível de albumina e do rácio albumina: globulina (P < 0,01).

Dhume *et al.* (2002) efectuaram investigações bioquímicas em cães com infecções confirmadas *por Demodex spp.* Observou-se um aumento dos níveis de proteínas totais e de globulina no soro.

Jani *et al.* (2003) efectuaram estudos bioquímicos sobre infestações por ácaros da sarna em cães e revelaram um nível significativamente baixo ($P < 0,05$) de glucose no sangue em cães infestados com sarna demodécica.

Nageswaramma e Suryanarayana (2004) efectuaram estudos clínico-bioquímicos e terapêuticos sobre a sarna canina e revelaram uma diminuição da glucose sérica, do cálcio e das proteínas totais.

CAPÍTULO 3: MATERIAIS E MÉTODOS

O presente estudo foi realizado durante um período de nove meses, de janeiro de 2004 a setembro de 2004, durante o qual foram recolhidas amostras de raspagens de pele, biópsias de pele e sangue dos casos clínicos apresentados na clínica.

3.1 ORIGEM DOS ANIMAIS

Foram selecionados os casos que deram entrada na Clínica Zaveri, afiliada ao College of Veterinary Science and Animal Husbandry, Anand, com o problema dermatológico. As amostras recolhidas destes casos incluíram raspagens cutâneas, biopsias cutâneas e amostras de sangue. Os cães saudáveis normais trazidos para vacinação na Clínica Zaveri foram selecionados como controlo.

3.2 LOCALIZAÇÃO

As raspas de pele recolhidas de casos de dermatite foram processadas e examinadas no laboratório de diagnóstico disponível na Clínica Zaveri.

Os estudos hematológicos das amostras de sangue recolhidas de casos de demodicose e de cães saudáveis normais foram efectuados no Departamento de Parasitologia.

A histopatologia e a histoquímica das amostras de biopsia cutânea obtidas foram efectuadas no Departamento de Anatomia Veterinária.

Análise bioquímica das amostras de soro separadas por procedimentos normalizados (Jain, 1986) efectuados no Departamento de Fisiologia e Bioquímica.

3.3 METODOLOGIA

Aquando da chegada dos cães com dermatite à sala de exame clínico, é feita uma anamnese pormenorizada sobre a idade, a raça, o sexo, a data de início dos sintomas, a localização das lesões e a evolução da doença, a intensidade e a frequência do prurido e outras informações relevantes recolhidas junto do proprietário.

3.3.1 Recolha e exame microscópico de raspagens cutâneas

Foi efectuado um exame de raspagem da pele para a deteção de ácaros *Demodex*. Os raspados cutâneos foram colhidos de acordo com os métodos descritos por Scott *et al.* (1995), dependendo da história e do aspeto clínico das lesões. No caso da sarna demodécica, uma vez que os ácaros estão situados profundamente, foram colhidas raspagens profundas (Muller *et al.*, 1989). Os pêlos em excesso foram cortados da lesão. Em seguida, as lesões foram limpas com álcool a 70 por cento e deixadas a secar. De seguida, a pele foi raspada com um bisturi esterilizado e sem brilho até começar a escorrer algum sangue. As raspas recolhidas foram fervidas em hidróxido de potássio a 10 por cento durante alguns minutos e depois deixadas a sedimentar. Uma gota do sedimento foi vertida numa lâmina, fixada com uma lamela e a lâmina foi examinada com uma objetiva de baixa potência de um microscópio ótico para detetar a presença de ácaros (Soulsby, 1982). A visualização de seis a sete ácaros adultos ou imaturos foi considerada um diagnóstico de demodicose. Os ácaros adultos, as ninfas, as larvas e os ovos foram identificados de acordo com a descrição de Baker e Wharton (1959), Sen e Fletcher (1962), Nutting e Desch (1978), Soulsby (1982) e Medleau (1990).

3.3.2 Estudos hematológicos

3.3.2.1 Recolha e análise de amostras de sangue

Foram colhidas amostras de sangue de cães que sofriam da forma clínica de demodicose. Para o estudo de controlo, foram colhidas amostras de sangue de cães aparentemente saudáveis e desparasitados que foram levados à Clínica da Faculdade de Veterinária para efeitos de vacinação. O sangue foi colhido destes cães num frasco anticoagulante esterilizado contendo fluoreto de sódio e citrato de sódio para a estimativa de vários parâmetros hematológicos, que incluíram a estimativa da hemoglobina, a contagem total de eritrócitos (TEC), a contagem total de leucócitos (TLC) e a contagem diferencial de leucócitos (DLC). Foram preparados esfregaços de sangue finos numa lâmina de microscópio limpa, utilizando sangue fresco colhido.

3.3.2.2 Estimativa da hemoglobina

A hemoglobina (Hb) foi estimada utilizando o método da hematina ácida, tal como descrito por Benjamin (1978). Foi expressa em gramas por cento (g%) de sangue.

3.3.2.3 Contagem total de eritrócitos (TEC) e contagem total de leucócitos (TLC)

A contagem total de eritrócitos (TEC expressa em milhões/mm cúbico) e a contagem total de leucócitos (TLC expressa em leucócitos/mm cúbico) foram efectuadas de acordo com o método padrão descrito por Benjamin (1978).

3.3.2.4 Contagem diferencial de leucócitos (DLC)

A contagem diferencial de leucócitos (CDL) foi efectuada de acordo com o método padrão descrito por Schalm e Jain (1986). Foram expressos em percentagem.

3.3.3 Estudos histopatológicos

Foi efectuado um estudo histopatológico em biópsias de pele colhidas das lesões com demodicose, bem como da pele saudável. A área afetada foi limpa suavemente com álcool a 70 por cento. Depois de a deixar secar ao ar, o local foi dessensibilizado com uma solução anestésica local (cloridrato de lidocaína, 12%), por via subcutânea (Wilkinson e Harvey, 1994). O instrumento de biópsia (punção de "Bakers" de 5 mm de diâmetro) foi colocado na área da pele a biopsar e a pele foi perfurada até ao tecido com movimentos rotativos numa direção, aplicando uma pressão moderada (Muller e Kirk, 1969; Nesbitt, 1983). O punção foi retirado e o pedaço circular de pele foi cortado com um bisturi esterilizado, segurando o pedaço de pele com uma pinça simples. A ferida foi fechada com uma sutura de pele. A biópsia da pele assim obtida foi conservada em solução de formalina a 10 por cento. As amostras da biopsia foram processadas para o método de secção em parafina, tal como descrito por Luna (1968). As secções de parafina com 6-8 μm de espessura foram cortadas e coradas pelo método de coloração de rotina com hematoxilina e eosina de Mayer e pelo método de coloração de Hart (Luna, 1968) para estudar as fibras do tecido conjuntivo.

3.3.4 Estudos histoquímicos

Foi efectuado um estudo histoquímico em amostras de biópsias cutâneas colhidas de lesões representativas de demodicose, bem como de pele saudável. As amostras de biopsia frescas e não conservadas foram processadas para o estudo histoenzimático. As criosecções de 20-30 µm de espessura foram cortadas em micrótomo criostático e coradas para as seguintes enzimas.

^ Fosfatase alcalina (Pearse, 1960)

^ Succínico desidrogenase (Pearse, 1960)

As secções de parafina foram coradas para deteção de mucopolissacáridos com a coloração de ácido periódico de Schiff (PAS) (Drury e Wallington, 1980).

A intensidade da distribuição dos mucopolissacáridos, das fibras elásticas da pele, das reacções da enzima fosfatase alcalina (AKPase) e da enzima desidrogenase succínica (SDH) foi classificada como negativa (-), fraca (+), moderada (++), forte (+++) e intensa (++++).

3.3.5 Análise bioquímica

Foram efectuadas análises bioquímicas à glucose no sangue, às proteínas totais séricas, ao colesterol total sérico e às actividades enzimáticas da fosfatase alcalina sérica e da acetilcolinesterase (AchE) sérica no soro recolhido dos cães com demodicose e dos cães saudáveis normais.

3.3.5.1 Colheita de amostra de soro

As amostras de sangue para o soro necessário para as estimativas bioquímicas foram colhidas em tubos de ensaio de 10 ml de capacidade, sem anticoagulante, e deixadas a repousar em posição inclinada sem perturbações durante cerca de três a quatro horas. O coágulo foi retraído e o soro separado após centrifugação rápida. Foram tomadas precauções extremas para evitar a hemólise. O soro assim recolhido foi armazenado em congelação a -20°C em frascos de soro, que foram devidamente tapados e rotulados.

3.3.5.2 Estimativa da glucose no sangue

A glucose no sangue foi estimada pelo "método de Folin-Wu", tal como descrito por Varley (1967). Foi expressa em miligramas de glucose por 100 mililitros (mg%) de sangue.

3.3.5.3 Estimativa das proteínas totais no soro

As proteínas totais do soro foram estimadas pelo "método de Biureto", tal como descrito por

Varley (1967). Foi expressa em gramas por cento (g%) de soro sanguíneo.

3.3.5.4 Estimativa do colesterol total no soro

O colesterol total no soro foi estimado pelo método de Zak (Zak, 1957). Foi expresso em miligramas de colesterol total por 100 mililitros de soro (mg%).

3.3.5.5 Estimativa da fosfatase alcalina sérica

A atividade da fosfatase alcalina sérica (AKPase) foi medida pelo método de King e Armstrong, tal como descrito por Wooton (1970). A atividade foi expressa em unidades internacionais (U).

3.3.5.6 Estimativa da colinesterase acetil sérica

A colinesterase de acetilo sérica foi estimada pelo método descrito por Fishman e Green (1961). A atividade foi expressa em unidades internacionais (U).

3.3.6 Análise estatística

Todos os dados foram analisados por métodos estatísticos padrão, conforme descrito por Snedecor e Cochran (1967).

CAPÍTULO 4: RESULTADOS E DISCUSSÃO

4.1 PREVALÊNCIA

4.1.1 Prevalência global

No presente estudo, foram examinados 330 cães com dermatite natural durante um período de nove meses, ou seja, de janeiro de 2004 a setembro de 2004. No total, oitenta e quatro casos foram diagnosticados com base nos sintomas clínicos e no exame de raspagem da pele como infestados por ácaros *Demodex spp.* A prevalência global da sarna demodécica foi de 25,45% (Quadro 1). Uma percentagem quase semelhante de prevalência de demodicose foi comunicada anteriormente por vários trabalhadores da Índia e do estrangeiro (Roychoudhary e Chakrabarty, 1969; Amin *et al.*,1977; Santosmatos *et al.*,1982; Tripathy, 1987; Choi *et al.*,2000; Nageswaramma e Suryanarayana, 2004).

No entanto, em vários outros relatórios foi registada uma prevalência mais baixa (< 17%) de demodicose (Himonas *et al.*,1975; Chakrabarti e Mishra, 1979; Guaquere *et al.*,1980; Chakrabarti e Pradhan, 1985; Nolte e Ammelounx, 1986; Vargas Martinez, 1986; Superkar e Misraualia, 1988; Varghese *et al.*,1994; Neog *et al.*,1995; Nayak *et al.*,1997; Aujla *et al.*,2000; Perrucci *et al.*,2001; Pankajkumar *et al.*,2002). Muitos trabalhadores registaram uma prevalência mais elevada (> 33%) de demodicose (Venkatachalam *et al.*,1942; Unsworth, 1946; Koutz, 1954; Koutz *et al.*,1960; Rosicky, 1971; Mishra e Mohapatra, 1972; Das, 1985; Nayak, 1993; Raczynski, 1996; Jani *et al.*,2003).

Quadro 1: Prevalência mensal de demodicose em cães em casos clínicos de dermatite

Mês	**N.º de cães com dermatite**	**N.º de cães com resultados positivos para demodicose em exames de raspagem da pele**	**Prevalência (%)**
janeiro de 2004	20	5	25
fevereiro'04	17	6	35.29

março de 2004	17	7	41.18
abril de 2004	67	14	20.90
maio de 2004	54	9	16.67
junho de 2004	45	15	33.33
julho de 2004	49	10	20.41
agosto de 2004	34	9	26.47
setembro de 2004	27	9	33.33
Total	330	84	25.45

A doença foi mais prevalente no mês de março (Quadro 1). Aujla *et al.* (2000) registaram o maior número de casos de demodicose canina no mês de março.

Os factores responsáveis pela demodicose canina podem ser práticas de maneio não científicas, como um espaço de habitação inadequado nas zonas urbanas, um ambiente insalubre e uma alimentação descuidada com uma dieta desequilibrada. Estes factores podem ser ajudados por uma atenção pessoal deficiente no que se refere à limpeza de rotina, ao asseio, à escovagem e ao corte regular das unhas (Nayak, 1993).

A demodicose canina é causada pelo Demodex canis. Pode ocorrer de forma generalizada ou localizada, com a manifestação clínica de lesões cutâneas de tipo pustular e escamoso. O parasita tem predileção por determinados locais: As lesões manifestam-se primeiro na cabeça, à volta dos olhos e do focinho e nas extremidades dos membros. Inicialmente, verifica-se uma alopécia localizada e uma ligeira pitiríase. Posteriormente, a doença pode evoluir para o tipo escamoso e/ou pustular ao longo de vários meses. À medida que o número de ácaros aumenta, há danos nos fios de cabelo, resultando em áreas locais de queda de cabelo. Se ocorrerem danos graves e o folículo piloso se romper, existe a possibilidade de inflamação e infeção secundária. Em casos graves, pode ocorrer bacteriemia ou septicemia, o que suprime ainda mais o sistema imunitário.

No presente estudo, dos 84 cães com demodicose, 57 cães (67,86%)

apresentavam lesões localizadas (Fig. 3, 4 e 5) e 27 cães (32,14%) apresentavam lesões generalizadas (Fig. 1, 2, 6 e 7). Uma percentagem quase semelhante de demodicose localizada e generalizada foi registada anteriormente por Nayak (1993).

Os cães com demodicose localizada apresentavam sinais clínicos como manchas eritematosas alopécicas com ou sem finas escamas prateadas. O local mais comum destas lesões foi a zona periocular (Fig. 3), as comissuras da boca (Fig. 3), o focinho, as patas (Fig. 5) e o tronco.

Hughes e Lang (1973) descreveram os sintomas e a distribuição das lesões causadas pela sarna demodécica em 10 cães. A área afetada variava de 2 a 8 cm de diâmetro e encontrava-se principalmente na cabeça, especialmente à volta dos olhos e da boca. Neog *et al.* (1995) referiram que, em cães infectados com demodicose, as lesões se localizavam na cabeça, no pescoço, na parte interna da coxa, no abdómen e na zona orbital.

Na forma escamosa (forma localizada), os folículos pilosos estão distendidos com ácaros e detritos celulares, o epitélio folicular está atrófico, a hiperqueratose é progressivamente evidente e pedaços de material cornificado esfoliam da superfície. O pelo pode estar separado e solto, fragmentado ou desintegrado. Os cães apresentavam alopécia e pele espessada e enrugada com um odor a "mousy". Foram observadas lesões como manchas cinzentas discretas e alopécicas na cauda, na face lateral dos membros posteriores e em ambos os pavilhões auriculares. Em todos os cães, a alopecia e a descamação foram os principais sinais de apresentação.

A forma generalizada de demodicose caracterizava-se por prurido, incrustação, alopecia completa e enrugamento da pele da perna, cabeça e tronco (Fig. 1, 2, 6 e 7). À medida que as lesões se tornavam crónicas, a lesão eritematosa tornava-se hiperpigmentada. Algumas das lesões desenvolveram foliculite bacteriana secundária e exsudado ou pus escorreu dessas lesões, que mais tarde desenvolveram uma crosta espessa (Fig.1). O exame físico revelou alopecia, eritema, hiperpigmentação, crostas, erosões e úlceras espalhadas pela face, a face ventral do pescoço, os membros anteriores e o abdómen (Fig. 2). As lesões mais proeminentes foram observadas na cabeça, membros e ancas. As manchas de pele lesionadas eram de cor rosada ou avermelhada com uma superfície irregular. Algumas partes estavam húmidas com um fluido semelhante a soro e, em alguns locais, era evidente a hiperqueratinização e o enrugamento da pele . Havia vestígios de pústulas, sobretudo nos membros e nos lados do tórax e do abdómen, com a pele a apresentar uma cor mais escura. A pele apresentava uma inflamação generalizada marcada. A sarna demodécica pustular (forma generalizada) resulta da invasão bacteriana (Staphylococcus spp.) da derme.

Foi observada demodicose generalizada com otite parasitária (*Demodex spp.*) num cão. Foram observadas lesões como uma mancha alopécica com exsudação na face e logo abaixo da base da orelha esquerda. Havia eritema e crosta no pavilhão auricular esquerdo, bem como na cauda. Um caso de otite demodécica é uma doença rara, descrita por August (1988) como estando confinada às orelhas. White (1992) considera que, nos cães, a otite demodécica é normalmente uma manifestação de demodicose generalizada.

Figure 1

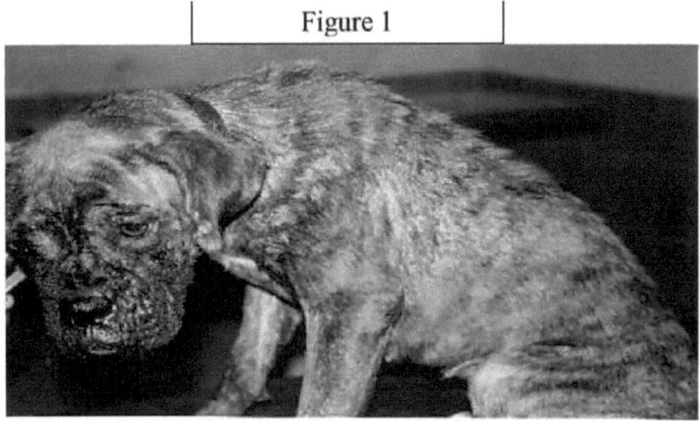

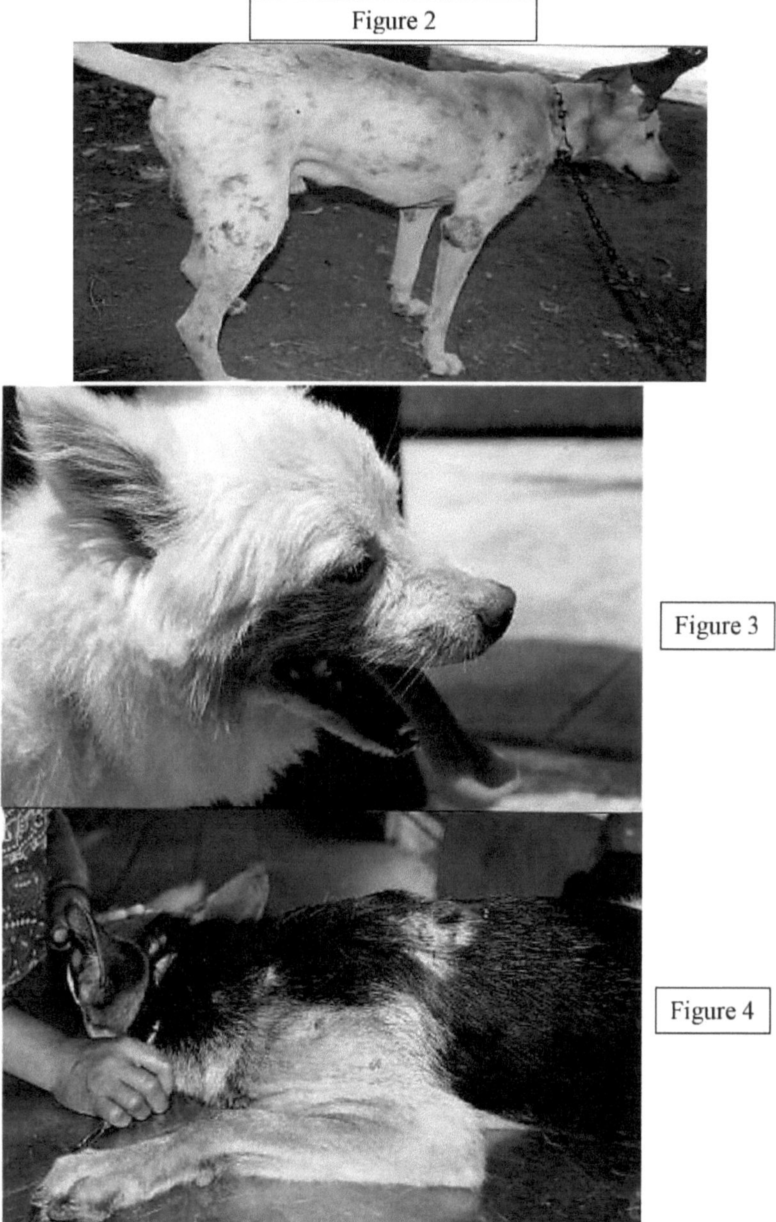

Figure 2

Figure 3

Figure 4

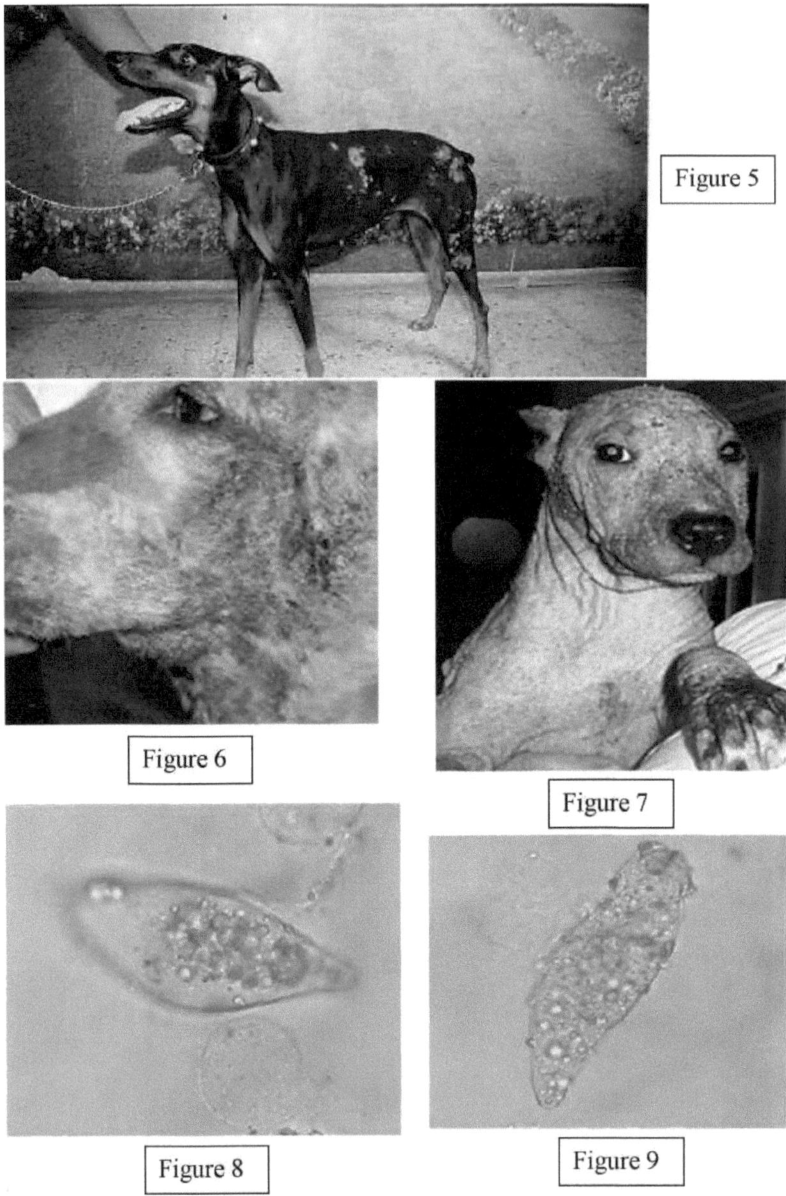

Figure 5

Figure 6

Figure 7

Figure 8

Figure 9

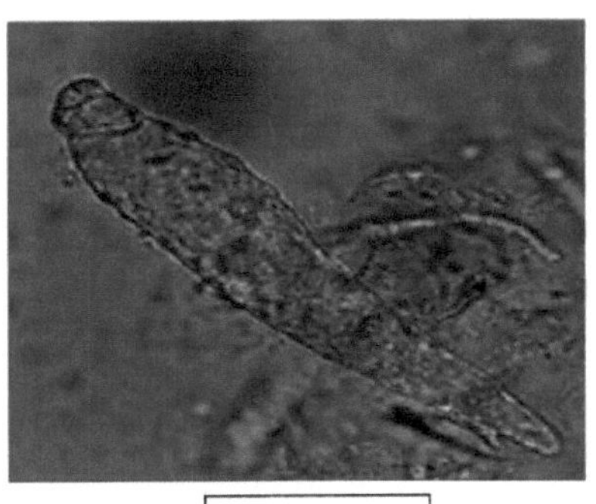

Figure 10

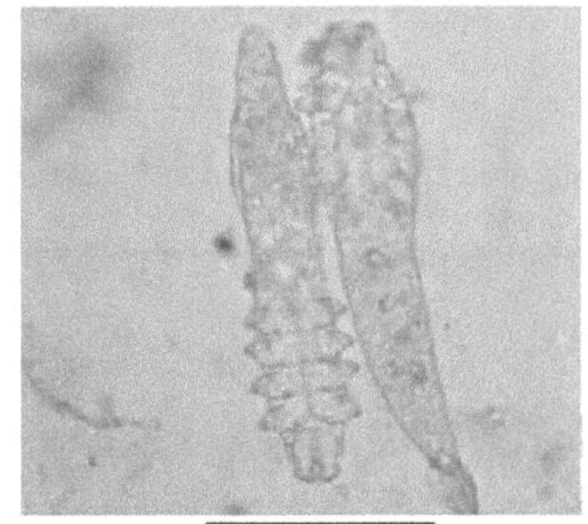

Figure 11

4.1.2 Prevalência por idade

No presente estudo, a prevalência da demodicose foi de 47,62, 28,57 e 23,81% nos grupos etários até um ano, um a dois anos e mais de dois anos, respetivamente, o que sugere que os cães jovens até um ano de idade são mais susceptíveis (Quadro 2).

Tabela 2: Prevalência da demodicose em relação à idade em casos clínicos de dermatite

Mês	N.º de cães com dermatite	N.º de cães com resultados positivos para a demodicose	Grupos etários		
			Até um ano	1-2 anos	Mais de 2 anos
janeiro de 2004	20	5	4	1	-
fevereiro'04	17	6	4	1	1
março de 2004	17	7	4	1	2
abril de 2004	67	14	6	4	4
maio de 2004	54	9	2	3	4
junho de 2004	45	15	7	4	4
julho de 2004	49	10	6	3	1
agosto de 2004	34	9	4	3	2
setembro'0 4	27	9	3	4	2
Total	330	84	40 (47.62)	24 (28.57)	20 (23.81)

A maior suscetibilidade dos cães mais jovens observada neste estudo pode dever-se a uma menor resistência do organismo. Com base nas observações efectuadas durante um estudo, resumiu-se que o número máximo de casos foi observado nos cães com idades compreendidas entre os 6 e os 12 meses.

Uma percentagem quase semelhante de prevalência de demodicose em cães até um ano de idade foi comunicada anteriormente por vários autores (Morris, 1936; Koutz, 1954; Gaafar *et al.*,1958Schwartzman, 1962; Manson e Malynicz, 1969; Bussieras, 1979; Chakrabarti e Mishra, 1979; Cannon, 1983; Shirk, 1983; Vargas Martinez, 1986; Yathiraj *et al.*,1990; Nayak, 1993; Aujla *et al.*,2000; Sreedevi *et al.*,2002; Nageswaramma e Suryanarayana, 2004).

Contrariamente a estas observações, Chakrabarti e Pradhan (1985) e Nolte e Ammelounx (1986) registaram uma maior incidência de demodicose em cães com mais de um ano de idade. Nesbitt (1983) registou um maior envolvimento de cães com idades compreendidas entre os três e os 12 meses e afirmou que os cães com idades compreendidas entre um e 15 anos podem ser clinicamente infestados. Jani *et al.* (2003) observaram que não existe uma predileção específica por idade para uma infestação específica por ácaros da sarna.

4.1.3 Prevalência por raça

Em relação à raça, a prevalência de demodicose foi maior em cães da raça Pomerânia (26,19%), seguida por Mongrel (raça não descrita, 22,62%), Doberman (16,67%), Shepheard Alemão (14,29%), Labrador (7,14%), Dogue Alemão (4,76%), mestiços (3,57%), Dálmata (2,38%), Boxer (1,19%) e Teckel (1,19%) (Tabela 3).

Quadro 3 : Prevalência da demodicose em relação à raça

Raça	N.º de cães com demodicose	Prevalência (%)
Doberman	14	16.67
Boxer	1	1.19
Pomerano	22	26.19

Labrador	6	7.14
Mongrel	19	22.62
Shepheard alemão	12	14.29
Dogue Alemão	4	4.76
Teckel	1	1.19
Dálmata	2	2.38
Cruz	3	3.57

Da mesma forma, Jani e colaboradores (2003) registaram uma maior prevalência de demodicose na raça Pomerânia.

Além disso, os registos mostraram que os cães de raça pura (73,81%) eram mais susceptíveis à sarna demodécica. As raças puras importantes incluíam o Doberman, o Boxer, o Pomerânia, o Labrador, o Shepheard Alemão, o Dogue Alemão, o Teckel e o Dálmata.

Este facto está de acordo com Scott (1979), Folz e colaboradores (1984) e Kim e Kim (1997), que referem que as raças puras têm maior predileção pela demodicose. As percentagens variáveis de prevalência de demodicose em raças puras e mestiças foram anteriormente observadas por Kral e Novak (1953), Koutz (1954), Baker (1968) e Nageswaramma e Suryanarayana (2004).

4.1.4 Prevalência por sexo

A leitura da Tabela 4 revela que não houve diferença na prevalência de demodicose em cães machos (51,19%) e fêmeas (48,81%). Neste estudo, parece haver uma diferença não significativa entre a suscetibilidade dos machos e das fêmeas à demodicose. Vários autores referiram anteriormente uma predileção por sexo quase semelhante (Mishra e Mohapatra, 1972; Guilhon e Barnabe, 1973; Nayak *et al.*,1997; Jani *et al.*,2003). No entanto, numa série de outros relatórios, a prevalência da doença foi mais elevada nos machos do que nas fêmeas (Morris, 1936; Piotrowski e Barnabe, 1975; Chakrabarti e Mishra, 1979; Aujla *et al.*,2000; Nageswaramma e Suryanarayana,

2004). Contrariamente a estas observações, três trabalhadores verificaram que as cadelas são mais susceptíveis do que os machos (Koutz, 1954; Derwelis, 1967 e Dimri, 1998).

Quadro 4: Prevalência da demodicose em relação ao sexo

Mês	N.º de cães com demodicose	Masculino	Feminino
janeiro de 2004	5	3	2
fevereiro'04	6	2	4
março de 2004	7	6	1
abril de 2004	14	7	7
maio de 2004	9	5	4
junho de 2004	15	11	4
julho de 2004	10	1	9
agosto de 2004	9	2	7
setembro de 2004	9	6	3
Total	84	43 (51.19%)	41 (48.81)

4.2 ESTUDOS HEMATOLÓGICOS

No presente estudo, foi recolhido um total de 60 amostras de sangue de cães que sofriam de demodicose.

Os parâmetros hematológicos, nomeadamente a hemoglobina (Hb), a contagem total de eritrócitos (TEC), a contagem total de leucócitos (TLC) e a contagem diferencial de leucócitos (DLC) foram estimados para cada amostra de sangue. O valor médio de cada parâmetro dos casos de demodicose foi comparado com a média correspondente de cães normais (grupo de controlo, n = 20) (Quadro 5).

4.2.1 Hemoglobina (Hb, g%)

A análise dos dados apresentados no Quadro 5 revela que o nível médio de hemoglobina nos cães afectados pela demodicose era de 8,81± 0,14 g por cento, ao passo que nos cães normais (grupo de controlo) era de 13,25± 0,20 g por cento. A concentração média de hemoglobina observada nos cães afectados pela demodicose foi significativamente inferior quando comparada com a dos cães aparentemente saudáveis (grupo de controlo). A concentração de hemoglobina inferior, estatisticamente significativa, dos cães com infestação por Demodex estava de acordo com investigadores anteriores (Pathak e Bhatia, 1986; Ferreira *et al.*,1987; Aujla *et al.*,2000; Deb *et al.*,2000; Dimri *et al.*,2000; Sachan *et al.*,2000; Gupta e Prasad, 2001; Dhume *et al.*,2002; Jani *et al.*,2003; Nageswaramma e Suryanarayana, 2004). A concentração mais baixa de hemoglobina na demodicose, tal como foi observada no presente estudo, pode ter resultado da perda de sangue grave causada pelos ácaros sugadores de sangue. O valor médio significativamente reduzido de hemoglobina observado no presente estudo pode ser atribuído à anemia causada pela perda de proteínas da pele (Seigmund *et al.*,1986). A concentração média reduzida de hemoglobina em cães afectados por sarna pode estar associada a uma contagem total de eritrócitos e a um volume de células compactadas significativamente baixos, possivelmente devido à toxemia causada pelos ácaros (Dimri *et al.* 2000).

Quadro 5: Análise estatística dos valores hematológicos dos cães com demodicose canina e dos cães de controlo

Parâmetros	Cães de controlo (n=20)	Sarna demodécica (n=60)	Cal. Valor "t
Hb (g%)	13,25± 0,20	8,81± 0,14	15.55*
TEC (milhões/cumm)	8,06± 0,19	3,69± 0,08	24.03*
TLC (células/cumm)	9983± 322.16	15370± 231.34	12.18*
DLC (%)			
Neutrófilos	68,20± 0,57	71,71± 0,16	8.01*
Linfócitos	27,40± 0,61	21,56± 0,40	7.41*
Eosinófilos	1,45± 0,11	3,65± 0,07	14.59*
Monócitos	2,95± 0,08	3,10± 0,07	1,03 NS

Os valores são a média± Erro padrão Cal. 't' value - Valor 't' calculado

*** Significativo NS = Não-significativo**

4.2.2 Contagem total de eritrócitos (TEC; milhões/cumm)

Os valores médios da contagem total de eritrócitos observados nos cães afectados pela demodicose (3,69± 0,08 milhões de células/cm) foram significativamente mais baixos quando comparados com os dos cães aparentemente saudáveis (8,06± 0,19 milhões de células/mm cúbico) (Tabela 5). Este facto está de acordo com as conclusões de vários trabalhadores (Pathak e Bhatia, 1986; Ferreira *et al.*,1987; Bhosale *et al.*,2000; Jani *et al.*,2003; Nageswaramma e Suryanarayana, 2004). Os valores médios mais baixos e estatisticamente significativos do CTE observados nos cães afectados por demodicose registados na presente investigação dever-se-iam à perda de sangue grave causada pelos ácaros. O presente estudo indicou que a diminuição dos valores do CTE pode dever-se à perda de proteínas da pele (Seigmund *et al.*,1986). Dimri *et al.*(2000) referiram que a redução do CTE em cães afectados por sarna pode resultar de uma menor taxa de eritropoiese.

4.2.3 Contagem total de leucócitos (CTL; mil células/cumm)

As observações registadas durante o presente estudo relativamente ao hemograma apresentado no quadro 5 revelam que a contagem média total de leucócitos foi significativamente mais elevada nos casos de cães com demodicose (15370± 231,34 células/cumm) do que nos cães de controlo (9983± 322,16 células/cumm). A leucocitose observada em cães afectados por demodicose no presente estudo foi já referida por vários trabalhadores (Ramakrishnan *et al.*,1972; Nesbitt, 1983; Pathak e Bhatia, 1986; Nayak, 1993; Aujla *et al.*,2000; Bhosale *et al.*,2000; Dimri *et al.*,2000; Gupta e Prasad, 2001; Nageswaramma e Suryanarayana, 2004). No entanto, Dhume *et al.* (2002) verificaram que a contagem total de leucócitos se encontrava dentro dos limites normais em cães infectados com Demodex. Gowda *et al.* (1982) referiram que a leucocitose observada em cães com dermatite inespecífica se deve provavelmente a uma infeção bacteriana secundária da pele. A leucocitose observada no presente estudo na sarna demodécica pode dever-se a reacções alérgicas causadas pelo ácaro ou por produtos do ácaro e a reacções inflamatórias, como também observado no presente estudo na histopatologia da pele (Dimri *et al.*,2000).

4.2.4 Contagem diferencial de leucócitos (DLC, %)

Durante a presente investigação, a contagem diferencial de leucócitos em cães afectados por Demodex revelou linfopenia, neutrofilia e eosinofilia (Quadro 5). Nos casos de demodicose canina, os linfócitos eram significativamente mais baixos (21,56± 0,40 %) quando comparados com os dos cães de controlo (27,40± 0,61). A percentagem de neutrófilos (71,71± 0,16) e de eosinófilos (3,65± 0,07) nos casos de demodicose foi significativamente mais elevada do que nos cães de controlo (Tabela 5). A contagem média de monócitos em cães afectados por demodicose foi de 3,10± 0,07 por cento e no grupo de controlo foi de 2,95± 0,08 por cento (Tabela 5). Além disso, não foi observada qualquer diferença estatisticamente significativa entre a contagem de monócitos dos cães com demodicose e dos cães aparentemente saudáveis (Tabela 5). A eosinofilia observada em casos de demodicose no estudo em apreço já tinha sido referida anteriormente por muitos trabalhadores (Ramakrishnan *et al.*,1972; Nayak, 1993; Lee *et al.*,1995; Aujla *et al.*,2000; Bhosale *et al.*,2000; Dimri *et al.*,2000; Dhume *et al.*,2002; Jani *et al.*,2003; Nageswaramma e Suryanarayana, 2004). O aumento da percentagem de eosinófilos no presente estudo deve-se a uma hiper-irritação da pele que resulta num aumento da produção de histamina devido a alergia (Nayak, 1993). Thoday (1981) observou um aumento da contagem de eosinófilos em vários tipos de afecções cutâneas, o que ele pensou dever-se a um aumento da concentração de histamina no plasma. Dimri *et al.* (2000) referiram que, na sarna demodécica canina, se verificava um aumento da contagem total de leucócitos com um aumento de eosinófilos devido a alterações inflamatórias e eritematosas.

A neutrofilia observada no presente estudo está de acordo com vários trabalhadores (Aujla *et al.*,2000; Sachan *et al.*,2000; Gupta e Prasad, 2001). Isto pode dever-se à lesão celular que, por sua vez, provoca a libertação de substâncias, como a leucotaxina e os factores promotores de leucocitose do sangue para a área lesionada, resultando na libertação de mais neutrófilos para a corrente sanguínea (Schalm, 1963).

No presente estudo, observou-se uma linfopenia estatisticamente significativa. Vários trabalhadores registaram linfopenia na demodicose canina (Nayak, 1993; Saridomichelakis *et al.*,1999; Aujla *et al.*,2000; Dhume *et al.*,2002). A linfopenia observada nos casos de demodicose canina incluídos no presente estudo pode ter sido devida a condições de stress produzidas por múltiplos agentes etiológicos. Schalm (1963) sugeriu que os estímulos stressantes podem resultar numa diminuição da contagem de linfócitos, juntamente com neutrofilia e eosinofilia. No entanto, Gowda e colaboradores (1982) referiram que a linfopenia observada em cães com dermatite inespecífica se deve provavelmente a afecções endócrinas. Segundo Aujla e colaboradores (2000), a linfopenia na demodicose canina pode dever-se à supressão das células T resultante de determinados factores supressores da blastogénese presentes no soro de cães demodécicos.

No presente estudo, a contagem média de monócitos permaneceu normal em cães demodécicos (Tabela 5). Achados semelhantes foram registados por Gurtler (1941) e Dhume *et al.* (2002).

4.3 ESTUDOS HISTOPATOLÓGICOS

No decurso da presente investigação, foram efectuados estudos histopatológicos em biópsias de pele normais e em biópsias de pele recolhidas de casos de demodicose. Foram recolhidas amostras de biópsia cutânea das lesões representativas da demodicose canina. Também foram colhidas amostras de biópsia cutânea da pele normal para o estudo comparativo. As secções de biópsia de pele normal (coloração de hematoxilina e eosina - coloração H & E) mostraram uma configuração normal da pele (fig.12).

As secções de biopsia da pele (coloração H & E) das amostras de biopsia retiradas dos casos clinicamente suspeitos de demodicose revelaram caraterísticas histopatológicas tais como hiperplasia, hiperqueratose, paraqueratose, esfoliação da epiderme superficial, acantose, foliculite, perifoliculite, furunculose, rutura dos folículos pilosos e secção de corte de um grande número de ácaros no folículo piloso, estrato córneo, glândula sebácea, bem como na derme e epiderme (Fig.13, 14, 17 e 18).

Verificou-se uma degeneração excessiva dos folículos pilosos em todos os cães afectados. As alterações degenerativas incluíam a descamação das células papilares, o descolamento da haste capilar e a sua extrusão do folículo, a perda da cutícula capilar e da bainha radicular interna, a degeneração da membrana brilhante do folículo capilar, a descamação e a degeneração das células da bainha radicular externa com deposição de pigmentos. Observou-se a acumulação de um grande número de grânulos pigmentados escuros de tamanhos variáveis na periferia dos folículos pilosos parasitados, sugerindo hiperpigmentação. Os folículos pilosos estavam necróticos, acentuadamente distendidos e cheios de queratina, detritos, material purulento e numerosos ácaros Demodex cortados em diferentes planos no interior dos folículos pilosos (Fig. 15). Os folículos pilosos parasitados estavam aumentados de tamanho, com ácaros a cobrir firmemente o espaço distendido, atrofia das células epiteliais foliculares e dilatação quística dos folículos pilosos devido à presença de ácaros (Fig. 16). Em alguns locais, observou-se atividade fibroblástica e infiltração com leucócitos polimorfonucleares, linfócitos, neutrófilos, macrófagos, eosinófilos e plasmócitos (Fig. 19). Microscopicamente, a sarna demodécica foi caracterizada por foliculite e dilatação acentuada dos folículos pilosos contendo secções cortadas de ácaros Demodex nos seus lúmens com alterações edematosas nas fibras de colagénio (Fig. 13). Ácaros Demodex nos folículos pilosos e produzem foliculite que foi observada em muitos espécimes recolhidos de casos clínicos de demodicose que foram incluídos no estudo em apreço. Postula-se que a doença é principalmente uma resposta inflamatória crónica à presença mecânica de ácaros nos folículos pilosos.

As glândulas sudoríparas estavam distendidas com numerosos ácaros cortados em vários planos. Houve destruição completa das glândulas sudoríparas que apresentavam cavidades semelhantes a quistos contendo secções de parasitas (fig.17). Havia descamação das células de revestimento das glândulas sudoríparas. Observou-se uma acumulação densa de plasmócitos e linfócitos à volta de muitas glândulas sudoríparas (Fig. 17). Foi observada a formação de granulomas focais ao nível das glândulas sudoríparas. O exame histopatológico da pele afetada revelou um grande número de ácaros Demodex cortados no interior das glândulas sebáceas, cobertos por camadas cornificadas espessas da epiderme (Fig. 14). Também se observou que as glândulas sebáceas estavam degeneradas e necróticas. Havia hiperplasia das células epiteliais das glândulas sebáceas.

A presente investigação histopatológica revelou alterações granulomatosas focais no estrato córneo que se estenderam até às papilas dérmicas, resultando na sua destruição. Também foi observada a formação de granuloma no estrato córneo.

As principais alterações epidérmicas eram hiperqueratose e acantose com hiperqueratose folicular, foliculite e furunculose com ácaros Demodex nos folículos (Fig.13). Havia hiperplasia e esfoliação da epiderme superficial. Na pele, foram observadas secções cortadas de ácaros embebidos em massa queratinizada da epiderme com reação ligeira a intensa de células mononucleares. Nas lesões pustulares graves, havia ulceração da epiderme. A infiltração maciça de neutrófilos, linfócitos e macrófagos era uma caraterística das reacções inflamatórias nas lesões pustulares (Fig. 19).

A derme manifestou alterações reaccionais graves em todos os casos. A alteração mais consistente na derme foi a infiltração moderada a acentuada de linfócitos, macrófagos, mastócitos e plasmócitos, frequentemente acompanhada por um pequeno número de neutrófilos e alguns eosinófilos com edema das fibras de colagénio (Fig. 20). Estes achados eram indicativos de uma resposta inflamatória crónica. As áreas afectadas estavam congestionadas e os linfáticos dérmicos estavam aumentados. Os mastócitos eram abundantes (Fig. 23) e confinavam com os capilares dérmicos e havia muitos melanóforos na derme superior. Granulomas focais, muitos contendo demodicídeos em vários estágios de degeneração, desenvolveram-se na derme nos locais dos folículos rompidos. A camada dérmica superior estava marcadamente edematosa e os capilares estavam dilatados.

Os actuais resultados histopatológicos estão de acordo com os resultados de trabalhos anteriores (Maier, 1939; Baker, 1969; Sheahan e Gaafar, 1970; Nutting, 1975; Sakakibara, 1976; Abu-Samra *et al.*,1981; Mukhtar *et al.*,1981Soulsby, 1982; Das, 1985; Pathak e Bhatia, 1986; Nayak, 1993; Muller *et al.*,1989; Nedunchyelliyan, 1989; Neog *et al.*,1995; Bhatia, 1997; Caswell *et al.*,1997; Chesney, 1999; Mozos *et al.*,1999; Saridomichelakis *et al.*,1999; Aujla *et al.*,2000; Dimri *et al.*,2000; Chhabra *et al.*,2002).

A foliculite foi registada como uma alteração histopatológica caraterística na infestação por Demodex por muitos trabalhadores da Índia e do estrangeiro (Baker, 1969; Barta e Grant, 1983; Bhatia, 1997; Caswell, 1997; Day, 1997; Chesney, 1999; Mozos *et al.*,1999; Aujla *et al.*,2000). Por vezes, nota-se uma inflamação dos folículos pilosos devido a uma infeção bacteriana secundária dos folículos infestados (Barta e Grant, 1983; Neog *et al.*,1995). A dilatação dos folículos pilosos com queratina e ácaros, tal como se verificou na maioria das amostras recolhidas durante a investigação, foi referida por investigadores (Maier, 1939; Rojko *et al.*,1978;

Soulsby, 1982; Nesbitt, 1983; chakrabarti, 1985; Pathak e Bhatia, 1986; Neog *et al.*,1995; Caswell *et al.*,1997; Chhabra *et al.*,2002). A infiltração de linfócitos e células plasmáticas pode dever-se à atração destas células por antigénios presentes na cutícula do ácaro (Baker, 1969; Neog *et al.*,1995). Na infestação por ectoparasitas, observa-se principalmente uma infiltração celular eosinofílica, mas a presença de neutrófilos observada no presente estudo indica uma infeção bacteriana secundária, o que já foi referido por trabalhadores anteriores (Barta e Grant, 1983; Neog *et al.*,1995).

No presente estudo, a hiperqueratose pode ter ocorrido devido à irritação mecânica cutânea causada pelos ácaros infestantes (Muller *et al.*,1989).

A hiperpigmentação da pele observada em cães com demodicose no presente estudo foi relatada anteriormente por muitos trabalhadores (Sheahan e Gaafar, 1970;

Baker, 1975; Pathak e Bhatia, 1986). A hiperpigmentação deveu-se a um aumento da atividade melanocítica na epiderme (Baker, 1975). No entanto, em muitas secções, os ácaros foram observados na derme em resultado da rutura dos folículos pilosos. Este facto está de acordo com as observações feitas por Sheahan e Gaafar (1970) e Muller *et al.* (1989). A hiperqueratose e a acantose observadas no presente estudo foram sugeridas como caraterísticas histológicas da demodicose (Schwartzmann e Orkin, 1962; Abu-Samra *et al.*,1981; Nedunchyelliyam, 1989; Das, 1985; Chhabra *et al.*,2002). Kral e Novak (1953) observaram que a destruição da bainha radicular e das glândulas sebáceas na foliculite supurativa se deve à penetração dos ácaros Demodex nos folículos pilosos. As alterações granulomatosas focais na pele afetada observadas no presente estudo foram relatadas anteriormente por Nutting (1976) e Neog *et al.* (1995). A observação de alterações ulcerativas registadas na presente investigação histopatológica indicou que a amostra poderia ter sido retirada de uma lesão pustulosa (Sheahan e Gaafar, 1970).

Mancha de Hart

A coloração de Hart de secções de pele afetada e normal foi feita para estudar as fibras do tecido conjuntivo. A distribuição das fibras elásticas na pele afetada do cão estava notoriamente reduzida. Na pele saudável, estavam altamente distribuídas nas camadas papilar e reticular da derme, bem como à volta dos capilares sanguíneos. No entanto, na pele afetada, estavam escassamente distribuídas nestas áreas (Fig. 21 e 22). Na literatura consultada, não foi relatado nenhum trabalho sobre a distribuição das fibras elásticas na demodicose.

Coloração PAS (coloração de ácido periódico de Schiff)

As secções de tecido afetado e normal foram coradas para mucopolissacarídeos com a coloração PAS. A pele saudável do cão, bem como a pele afetada, mostrou a distribuição de mucopolissacáridos neutros como mencionado abaixo –

Quadro 6 : Distribuição dos mucopolissacáridos na pele afetada por Demodex e pele saudável

Estrutura	Pele saudável	Pele afetada
Epiderme	+ + +	+ +
Derme, músculo eretor e parasitas	+ + +	+ +
Folículo piloso, glândula sebácea e glândula sudorípara	+ +	+

A partir da tabela acima, pode ser visto que a distribuição de mucopolissacarídeos na pele afetada foi ligeiramente reduzida (Fig.24).

4.4 ESTUDOS HISTOQUÍMICOS

As seguintes enzimas foram estudadas quanto à sua reatividade na pele afetada. A sua atividade foi comparada com a da pele normal.

a) Atividade da SDH (enzima succínica desidrogenase)

A reatividade da enzima SDH na pele saudável era sobretudo evidente nas células da epiderme e dos anexos da pele, nomeadamente na glândula sudorípara, na glândula sebácea e no músculo eretor, bem como na parede dos vasos sanguíneos (Fig. 25). A pele afetada do cão revelou uma atividade ligeira e esparsa desta enzima, o que indica que as estruturas acima referidas foram metabolicamente prejudicadas no seu funcionamento normal de produção de energia, o que pode afetar o brilho da pele (Fig. 26). Achados semelhantes foram registados por Sheahan e Gaafar (1970).

b) Atividade da AKPase (enzima fosfatase alcalina)

A pele saudável do cão revelou uma reatividade ligeira a negligenciável desta enzima (Fig. 27), ao passo que a pele afetada revelou uma reatividade moderada a intensa, principalmente nas células do folículo piloso, da glândula sebácea e da epiderme. Isto indica que as células destas estruturas eram metabolicamente mais activas no processo de reparação das estruturas danificadas (Fig. 28 e 29). Este facto está de acordo com as observações feitas por Sheahan e Gaafar (1970).

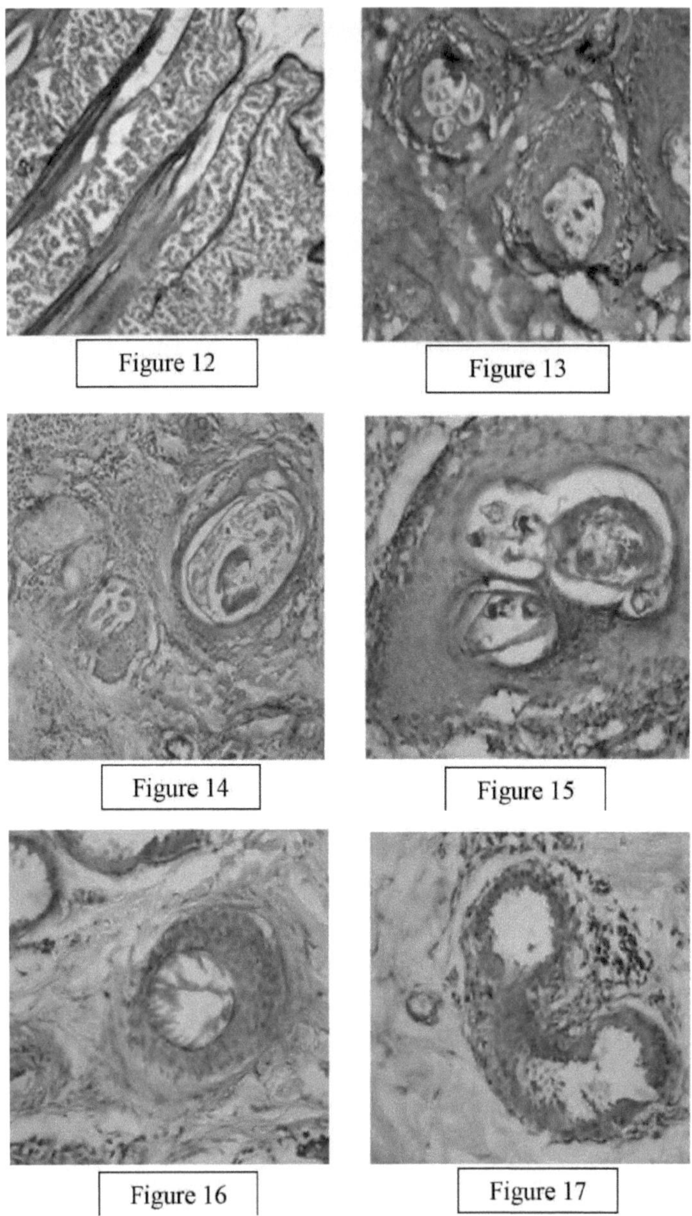

Figure 12

Figure 13

Figure 14

Figure 15

Figure 16

Figure 17

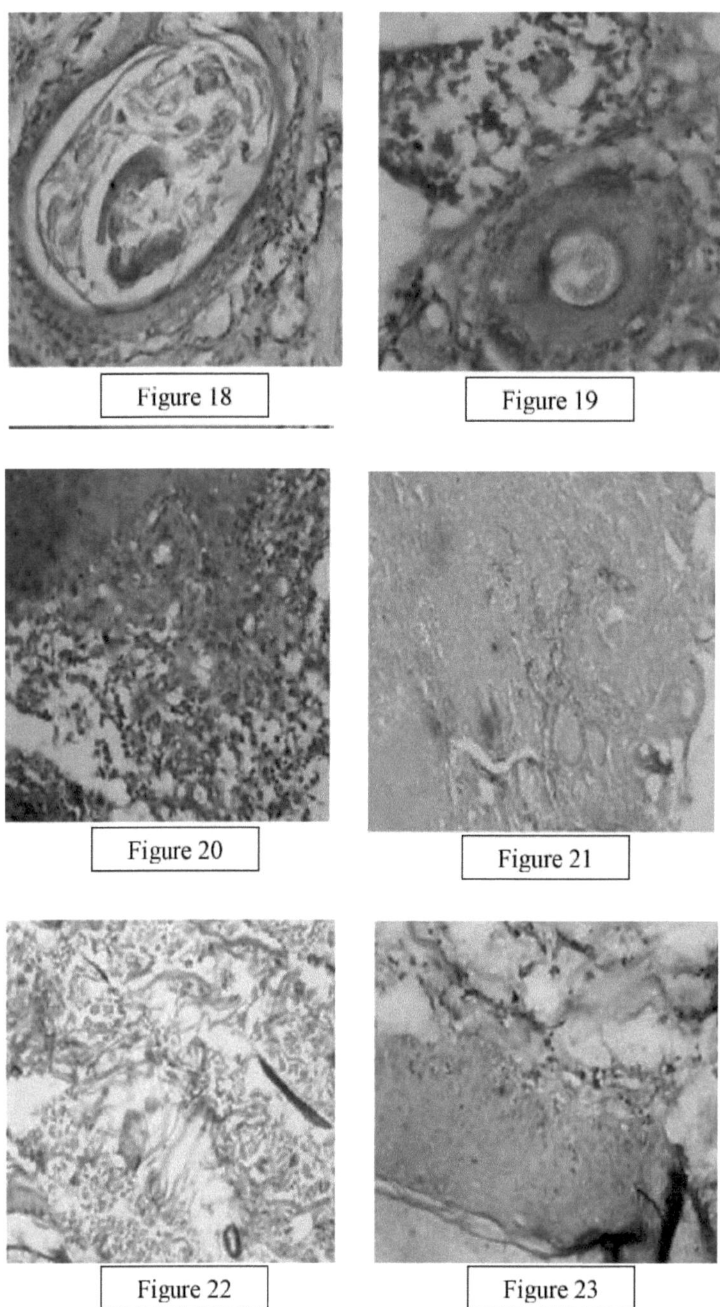

Figure 18

Figure 19

Figure 20

Figure 21

Figure 22

Figure 23

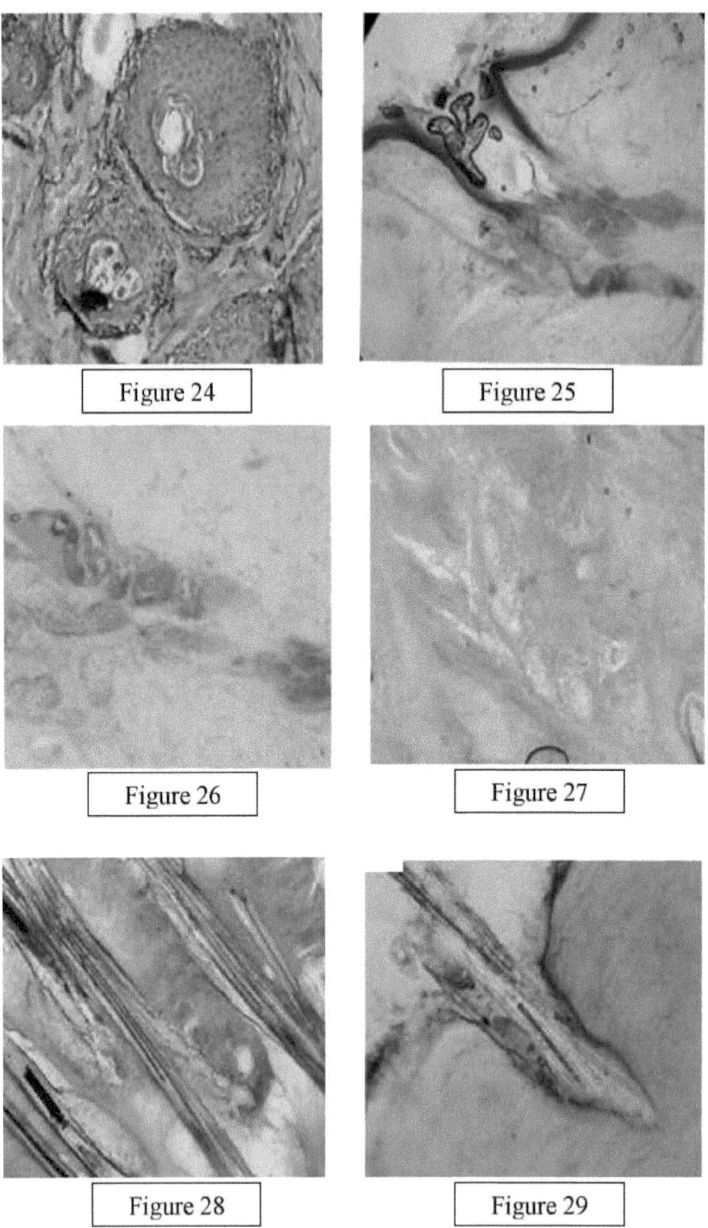

Figure 24

Figure 25

Figure 26

Figure 27

Figure 28

Figure 29

4.5 ESTUDOS BIOQUÍMICOS

Durante a avaliação clínica da infeção por sarna demodécica no biossistema dos mamíferos, observou-se que esta produz alterações bioquímicas após o impacto do stress causado pelos ácaros (Biogin *et al.*,1981; Dalpati e Bhowmik, 1996). Foram efectuadas análises bioquímicas sanguíneas de glucose no sangue, proteínas totais no soro, colesterol total no soro e actividades enzimáticas da fosfatase alcalina no soro e da acetilcolinesterase no soro. O valor médio de cada parâmetro bioquímico dos casos de demodicose (n = 60) foi comparado com a média correspondente dos cães normais (grupo de controlo, n = 20) (Quadro 7).

4.5.1 Glicose no sangue (mg%)

A glicose é a principal forma sob a qual os hidratos de carbono são apresentados às células do organismo para que estas trabalhem em conjunto (Devlin, 1992a). O nível de glucose no sangue pode ser utilizado como índice do estado de hidratos de carbono do animal. No presente estudo, os níveis de glucose no sangue foram significativamente mais baixos nos cães com demodicose canina (54,81± 1,07) do que nos cães de controlo (86,93± 1,85) (Quadro 7). Uma conclusão da presente investigação que indica hipoglicemia na demodicose canina foi anteriormente referida por vários trabalhadores (Jha, 2000; Biswas *et al.*,2002; Jani *et al.*,2003; Nageswaramma e Suryanarayana, 2004).

A hipoglicemia observada no presente estudo pode dever-se ao aumento da taxa de glicólise para superar as necessidades energéticas sob o stress da infeção por Demodex (Jha, 2000).

Quadro 7: Análise estatística dos valores das observações bioquímicas na demodicose canina e nos cães de controlo

Parâmetros	**Cães de controlo (n=20)**	**Sarna demodécica (n=60)**	**Cal. Valor "t**
Glicose no sangue (mg%)	86,93± 1,85	54,81± 1,07	14.93*
Proteínas totais no soro (g%)	6,69± 0,08	4,86± 0,05	15.78*
Colesterol total no soro (mg%)	200.50± 5.20	126,66± 1,45	18.91*

Fosfatase alcalina sérica (U)	102,93± 5,50	40,98± 1,76	14.11*
Colinesterase sérica de acetilo (U)	260,82± 3,47	154,99± 3,43	16.79*

Os valores são a média± Erro padrão Valor 't' calculado= Valor 't' calculado

*** Significativo**

Foi também observado um efeito hipoglicémico na dermatite inespecífica canina. A hipoglicemia observada em cães com dermatite inespecífica deve-se provavelmente à insuficiência adrenal (Gowda *et al.*,1982). No entanto, Sachan *et al.* (2000) registaram níveis normais de glucose no sangue em caninos com perturbações dermatológicas.

4.5.2 Proteínas totais no soro (g%)

As proteínas do soro sanguíneo desempenham funções essenciais no organismo dos mamíferos, como a manutenção da pressão osmótica coloidal, o equilíbrio ácido-base, o transporte, o controlo metabólico, a contração e o relaxamento muscular (actina e miosina), a catálise das transformações químicas, etc. (Devlin, 1992b). A concentração de proteínas totais tem um valor limitado que pode ser alterado pela variação do volume plasmático sem alterar a relação albumina-globulina (Jha, 2000).

A leitura das observações representadas na Tabela 7 indica hipoproteinemia em cães demodécicos durante o presente estudo. O nível médio de proteínas totais no soro foi significativamente mais baixo nos cães com demodicose (4,86± 0,05) do que nos cães saudáveis (6,69± 0,08). Este facto está de acordo com as observações feitas por trabalhadores anteriores (Pathak e Bhatia, 1986; Biswas *et al.*,2002; Nageswaramma e Suryanarayana, 2004). A diminuição da concentração de proteínas totais no soro, no presente estudo, pode dever-se a lesões cutâneas muito disseminadas, à diminuição da ingestão de proteínas, ao aumento do catabolismo devido à infeção demodécica e à redução da síntese de proteínas (Jha, 2000). Biswas *et al.*(2002) referiram que a hipoglicemia com depleção dos níveis séricos de proteínas totais na demodicose canina sugere que os cães infectados compensaram a perda de glucose no sangue catabolizando as proteínas. No entanto, a hiperproteinemia na demodicose canina foi observada por muitos trabalhadores (Sakakibara, 1976; Nayak, 1993; Verkhovsky *et al.*.1996; Aujla *et al.*,1998; Gupta e Prasad, 2001; Dhume *et al.*,2002).

4.5.3 Colesterol total no soro (mg%)

O estado dos lípidos é um aspeto importante do animal porque fornece as necessidades calóricas a partir da oxidação dos ácidos gordos, bem como os ácidos gordos para a síntese de fosfolípidos para a biomembrana. O colesterol serve como precursor de várias hormonas esteróides e os triglicéridos funcionam como armazenamento de energia, para além das suas funções fisiológicas.

O perfil do colesterol, ilustrado na Tabela 7, revelou uma diminuição significativa da concentração média de colesterol total no soro dos cães afectados pela demodicose (126,66± 1,45) em comparação com os cães saudáveis (200,50± 5,20). Jha (2000) registou resultados semelhantes na demodicose canina e Shakir *et al.* (1996) na dermatite não específica. A diminuição dos níveis séricos de colesterol total observada no presente estudo na demodicose canina pode estar possivelmente relacionada com a supressão da síntese de colesterol no fígado, o que causaria a redução da concentração de colesterol na circulação. O baixo nível de colesterol total no soro pode dever-se à hipohemoglobinemia produzida após a infeção por sarna demodécica (Jha, 2000). Varley *et al.* (1980a) registaram condições hipocolesterolémicas na anemia perniciosa, noutras anemias e em infecções.

4.5.4 Fosfatase alcalina sérica (U)

A fosfatase alcalina catalisa várias reacções no organismo e está envolvida no transporte ativo de fosfato através da membrana celular, na síntese de proteínas e na transformação do ADN no núcleo (Moog, 1946). A fosfatase alcalina está também envolvida na hidrólise de ésteres de ácido fosfórico e na fixação de fosfato nos tecidos moles e nos ossos durante as fases de desenvolvimento (Biogin, 1981).

No presente estudo, verificou-se que a atividade da fosfatase alcalina estava significativamente diminuída nos cães demodécicos (40,98± 1,76) em comparação com os cães saudáveis (102,93± 5,50) (quadro 7). Este achado é corroborado por Jha (2000). Jezyk *et al.* (1986) observaram uma diminuição da atividade da fosfatase alcalina sérica na acrodermatite letal em Bull Terriers.

Varley *et al.* (1980b) verificaram uma diminuição da atividade da fosfatase alcalina sérica na anemia grave. No entanto, Saridomichelakis *et al.* (1999) e Biswas *et al.* (2002) observaram um aumento da atividade da fosfatase alcalina sérica na demodicose canina.

4.5.5 Colinesterase de acetilo sérica (U)

A atividade da acetilcolinesterase (AchE) controla as acções da acetilcolina, o neurotransmissor.

No presente estudo, verificou-se uma inibição significativa da atividade da acetilcolinesterase sérica em cães demodécicos (154,99± 3,43) em comparação com cães saudáveis (260,82± 3,47) (Quadro 7). Uma observação semelhante foi também registada por Jha (2000) na demodicose canina. A inibição da AchE leva à acumulação de acetilcolina e impede a transmissão do impulso nervoso através da fenda sináptica. A perturbação resultante na eletrofisiologia pode causar a indução de prurido e mal-estar, resultando em alterações comportamentais no cão. A diminuição observada na atividade da AchE pode estar relacionada com a solubilização de moléculas de enzimas particuladas ou com a estimulação do inibidor natural da enzima ou com a indisponibilidade de substrato enzimático sob o impacto da demodicose (Jha, 2000).

CAPÍTULO 5: RESUMO E CONCLUSÕES

Resumo

Os cães são muito susceptíveis a várias infecções cutâneas sistémicas contagiosas, que têm importância veterinária e para a saúde pública. As infecções por sarna são bastante comuns nestes animais. A sarna demodécica, causada por ácaros microscópicos em forma de charuto, é também contagiosa. A demodicose canina é causada pelo Demodex canis, um simbionte normal da pele dos cães, e está associada a sarna demodécica localizada e generalizada. A pele do cão fica dorida e exsuda secreções, enquanto o pelo enfraquecido cai. Se se espalhar pelo corpo, a doença do cão torna-se letal. As doenças de pele causadas por *Demodex spp.* especialmente Demodex canis são muito problemáticas e obstinadas. Durante o presente curso de investigação, foi realizado um estudo clínico-bioquímico com o objetivo de estudar a prevalência, os aspectos hematológicos, histopatológicos, histoquímicos e bioquímicos da demodicose canina.

No presente estudo, o levantamento de 330 cães com dermatite natural levados à Clínica Zaveri, afiliada à Faculdade de Ciências Veterinárias e Criação de Animais, Anand, durante o período de janeiro de 2004 a setembro de 2004, revelou uma prevalência global de demodicose canina de 25,45% (84 casos). A doença foi mais prevalente no mês de março (41,18%).

O exame microscópico de raspagens cutâneas foi efectuado para o rastreio dos casos de demodicose. Dos 84 cães com demodicose, 57 cães (67,86%) apresentavam lesões localizadas e 27 cães (32,14%) apresentavam lesões generalizadas. As manchas eritematosas alopécicas com ou sem finas escamas prateadas foram as manifestações clínicas nos casos localizados. Os locais mais comuns destas lesões foram a zona periocular, a cabeça, o pescoço e as patas. Foram observadas lesões como manchas cinzentas discretas e alopécicas na cauda, na parte lateral dos membros posteriores e em ambos os pavilhões auriculares. A forma generalizada de demodicose caracterizava-se por prurido, incrustação, alopecia completa, hiperpigmentação, foliculite e enrugamento da pele das patas, cabeça e tronco. As lesões mais proeminentes eram observadas na cabeça, membros e ancas. A pele apresentava uma inflamação generalizada marcada. A sarna demodécica generalizada resulta da invasão bacteriana (Staphylococcus spp.) da derme. As manchas de pele lesionadas eram de cor rosada ou avermelhada com uma superfície irregular.

Foi também estudada a influência da idade, da raça e do sexo na demodicose. Os resultados do estudo revelaram que os cães jovens, até um ano de idade, são mais susceptíveis à demodicose canina. Com base nas observações efectuadas durante um estudo, resumiu-se que o número máximo de casos se verificava nos cães com idades compreendidas entre os 6 e os 12 meses. Entre as várias raças, a prevalência mais elevada de demodicose foi registada em cães da Pomerânia (26,19%), seguidos do Mongrel (raça não descrita - 22,62%), do Doberman (16,67%), do Shepheard alemão (14,29%), do Labrador (7,14%), do Dogue Alemão (4,76%), dos cruzados (3,57%), do Dálmata (2,38%), do Boxer (1,19%) e do Teckel (1,19%). Além disso, os registos mostraram que os cães de raça pura (73,81%) eram mais susceptíveis à sarna demodécica. Não se registaram diferenças na prevalência da demodicose em cães machos (51,19%) e fêmeas (48,81%). Neste estudo, parece haver uma diferença não significativa entre a suscetibilidade de machos e fêmeas à demodicose.

As alterações hematológicas incluíram hipohemoglobinemia, diminuição da contagem total de eritrócitos, leucocitose, linfopenia, neutrofilia e eosinofilia na demodicose canina. Verificou-se uma diminuição estatisticamente significativa da concentração média de hemoglobina e da contagem média total de eritrócitos nos cães demodécicos. Foi observada uma contagem média total de leucócitos estatisticamente mais elevada nos casos de cães com demodicose do que nos cães de controlo. O estudo da contagem diferencial de leucócitos revelou um aumento significativo da percentagem média de neutrófilos e de eosinófilos e uma diminuição significativa da percentagem média de linfócitos nos cães demodécicos. Além disso, foi observada uma diferença estatisticamente não significativa entre a contagem média de monócitos dos cães com demodicose e dos cães de controlo.

O estudo histopatológico das amostras de biopsia recolhidas de casos clinicamente suspeitos de demodicose revelou alterações caraterísticas. As alterações histopatológicas observadas nas amostras de biopsia da sarna demodécica incluíam foliculite, perifoliculite, furunculose, acantose e hiperqueratose, paraqueratose e hiperplasia da epiderme superficial. As secções cortadas dos ácaros encontram-se no folículo piloso, no estrato córneo, na glândula sudorípara, na glândula sebácea, bem como na derme e na epiderme. Microscopicamente, a sarna demodécica caracterizou-se por foliculite e dilatação acentuada dos folículos pilosos contendo secções cortadas de ácaros Demodex nos seus lúmens com alterações edematosas nas fibras de colagénio. Observou-se hiperpigmentação devido à acumulação de um grande número de grânulos de pigmentação escura na periferia dos folículos pilosos parasitados. Os folículos pilosos estavam necróticos e cheios de queratina, detritos e material purulento. Houve destruição completa das glândulas sudoríparas, que apresentavam cavidades semelhantes a quistos contendo secções de parasitas. Em redor de muitas glândulas sudoríparas observou-se uma acumulação densa de células plasmáticas e linfócitos. As glândulas sebáceas também se encontravam degeneradas e necróticas. Foram observadas alterações granulomatosas focais no estrato córneo. Foram observadas secções cortadas de ácaros embebidos em massa queratinizada da epiderme com reação ligeira a intensa de células mononucleares. Verificou-se ulceração da epiderme nas lesões pustulares graves. A infiltração maciça de neutrófilos, linfócitos e macrófagos foi uma caraterística das reacções inflamatórias nas lesões pustulares. A alteração mais consistente na derme foi a infiltração moderada a acentuada de linfócitos, macrófagos, mastócitos e plasmócitos, frequentemente acompanhada por um pequeno número de neutrófilos e alguns eosinófilos com edema das fibras de colagénio.

Foi efectuado um estudo histológico das secções de pele afetada e normal. A coloração de Hart das secções de pele afetada e normal foi feita para estudar as fibras do tecido conjuntivo. A distribuição das fibras elásticas na pele afetada do cão estava notoriamente reduzida. As secções de tecido afetado e normal foram coradas para mucopolissacarídeos com a coloração PAS (Periodic Acid Schiff). A distribuição dos mucopolissacáridos na pele afetada estava ligeiramente reduzida.

Foi efectuado um estudo histoquímico das secções de pele fresca de cães afectados e normais . A pele do cão afetada pelo Demodex revelou uma atividade ligeira e esparsa da enzima succínico desidrogenase (SDH) nas células da epiderme e dos anexos da pele, nomeadamente nas glândulas sudoríparas, nas glândulas sebáceas e no músculo eretor, bem como na parede dos vasos sanguíneos, ao passo que a pele saudável do cão revelou uma atividade evidente desta enzima. Isto indica que as estruturas acima referidas na pele afetada foram metabolicamente prejudicadas no seu funcionamento normal de produção de energia, o que pode afetar o brilho da pele. A pele do cão demodécico mostrou uma reatividade moderada a intensa da enzima fosfatase alcalina, principalmente nas células do folículo piloso, da glândula sebácea e da epiderme. Isto indicava que as células destas estruturas eram metabolicamente mais activas no processo de reparação de estruturas danificadas.

O estudo bioquímico revelou uma diminuição estatisticamente significativa da glicemia média, da proteína total sérica média e do colesterol total sérico médio nos cães afectados pela demodiose, em comparação com os cães saudáveis. Verificou-se uma diminuição estatisticamente significativa da atividade enzimática da fosfatase alcalina sérica e da acetilcolinesterase sérica nos cães demodécicos.

Conclusões

1. As infestações por ácaros Demodex são muito importantes devido à sua natureza contagiosa. Estes parasitas provocam um prurido intenso, que leva o cão a esfregar ou coçar as zonas infectadas, provocando emaciação, anemia e alopécia.
2. A partir da prevalência de demodicose registada no presente estudo, conclui-se

que cerca de 30% dos casos são de demodicose, a partir de todos os problemas dermatológicos, o que sugere a importância da sarna demodécica nos caninos.

3. Embora a demodicose não seja fatal, reduz drasticamente o valor do cão como animal de exposição. Por conseguinte, é altamente essencial um diagnóstico precoce e um tratamento adequado.
4. O exame microscópico de raspagens cutâneas ajuda no diagnóstico de casos suspeitos de demodicose, no entanto, é necessário recolher raspagens profundas para a deteção do ácaro *Demodex spp.*
5. O exame hematológico pode também ser utilizado como um instrumento de diagnóstico adicional.
6. O estudo histopatológico de amostras de biópsia cutânea pode ser utilizado como instrumento de confirmação do diagnóstico.
7. Presume-se que praticamente todos os cães albergam ácaros Demodex na sua pele e causam sarna demodécica em condições favoráveis. Por conseguinte, é importante que os donos dos cães mantenham os seus animais de estimação num ambiente higiénico. Efetuar regularmente a limpeza, a preparação, a escovagem e o banho dos cães.
8. O estudo histológico e histoquímico relata que, na pele afetada pelo Demodex, a distribuição das fibras elásticas e dos mucopolissacáridos estava reduzida. A pele afetada pelo Demodex revela uma atividade ligeira e esparsa da enzima desidrogenase succínica e uma atividade moderada a intensa da enzima fosfatase alcalina.
9. O presente estudo relata o impacto do stress demodécico nos marcadores bioquímicos sanguíneos quantitativos em cães.
10. Conclui-se que a demodicose canina se caracteriza por hipoglicemia, hipoproteinemia, hipocolestemia, leucocitose, neutrofilia, eosinofilia, linfopenia e anemia.

REFERÊNCIAS

Abu-Samra, M.T.; Hago, B.E.D.; Musa, B.E. e Samra, M.T.A. (1981). Demodicose canina grave no Sudão: primeiros casos registados. J.Small Anim. Pract. 22:149-152.

Ackerman, L. (1993). Problemas de pele e pelo dos animais de estimação: testes e tratamentos. Vet.Learning Systems. Co.Inc. Trenton, New Jersey.

Alson, M.C. (1973). Dá banhos de enxofre de cal. (Relatórios de painel: sarna sarcóptica canina). Mod.Vet.Pract. 54:87-91.

Amin, M.M.; Shawkat, M.E. e Fayed, A.A. (1977). Uma técnica de campo para a deteção de ácaros. Assiut Vet.Med.J. 4:243-249. (RAE/B., 67. Abstr.2339).

August, J.R. (1988). Clínicas Veterinárias da América do Norte. 18:731.

Aujla, R.S.; Singla, L.D.; Juyal, P.D. e Gupta, P.P. (2000). Prevalência e patologia das infestações por ácaros da sarna em cães. Parasitol. 14(1):45-49.

Aujla, R.S.; Sood, N.; Juyal, P.D.; Sondhi, S. e Gupta, P.P. (1998). Alterações imunoquímicas do soro na dermatite natural em cães induzida por sarna e pulgas. Indian Vet.J. 75:552-553.

Baker, E.W. e Wharton, G.W. (1959). An Introduction to Acarology. The Macmillan Company, Nova Iorque.

Baker, K.P. (1966). Br.Vet.J. 122:344-347.

Baker, K.P. (1968). Observação sobre a sarna demodécica em cães. J.Small Anim. Pract. 9:621-625.

Baker, K.P. (1969). A histopatologia e a patogénese da demodicose do cão. J.Comp.Path. 79:321-327. (Abstr. Vet.Bull. 39:5042).

Baker, K.P. (1970). Observações sobre a epidemiologia, o diagnóstico e o tratamento da demodicose em cães. Vet.Rec. 86:90-91.

Baker, K.P. (1975). Hiperpigmentação da pele na demodicose canina. Vet.Parasitol. 1:193-197.

Barta, O. e Grant, H. (1983). Demodicose, pioderma e outras doenças de pele de cães jovens e sua associação com disfunção imunológica. Compend.Conti.Educ.Pract.Vet. 5:995-1002.

Baruchi, A.M. e Nahiellio, O. (1992). Uma erupção demodécica da face. J.Oral and Marillofacial surgery. 50:181-182.

Benjamin, M.J. (1978). Outline of Veterinary Clinical Pathology. 3ª ed., The Iowa State University Press, Ames, Iowa, EUA.

Bhatia, N. (1997). Estudos clínico-bioquímicos e terapêuticos da dermatose canina de origem acarídea. Tese de Mestrado, Universidade Agrícola de Punjab, Ludhiana.

Bhosale, V.R.; Dakshinkar, N.P.; Sapre, V.A.; Bhamburkar, V.R. e Sarode, D.B. (2000). Haematobiochemical investigations in canine demodicosis. Indian Vet.J. 77(3):257-258.

Biogin, E.; Shimuhony, A.; Avidar, Y. e Israeli, B. (1981). Metabolitos enzimáticos e electrólitos no sangue de cabras israelitas. Zentrabal Vet.Med.A. 28:135-140.

Biswas, L.; Mukhopadhyay, S.K.; Bhattacharya, M.K. e Roy, S. (2002). Parâmetros bioquímicos de cães infectados com sarna demodécica. J.Interacademicia. 6:734-736.

Boorer, M. (1981). Os cães. 1ª ed., p.159. Hamlyn Londres, Nova Iorque.

Bussieras, J. (1979). Tratamento da demodicose em cães com Amitraz. Rec.Med. 155:685-688.

Canon, R.W. (1983). Amitraz no tratamento da demodicose canina. Mod.Vet.Pract. 64:899-900.

Caswell, J.L.; Yager, J.A.; Parker, W.M. e Moore, P.F. (1997). Um estudo prospetivo do imunofenótipo e das alterações temporais nas lesões histológicas da demodicose canina. Vet.Pathol. 34:279-287.

Chakrabarti, A. e Mishra, S.K. (1978). Estudos sobre a patologia do Demodex canis nos órgãos internos dos caninos. Indian J.Anim.Sci. 48:466-468.

Chakrabarti, A. e Misra, S.K. (1979). Estudos sobre os aspectos clínico-terapêuticos da demodicose em caninos. Indian Vet.J. 56:497-500.

Chakrabarti, A. e Pradhan, N.R. (1985). Demodecose no gado em Bengala Ocidental (Índia). Int J.Zoonoses 12:283-290. (Abstr.Vet.Bull. 56:7080).

Chesney, C.J. (1999). Forma curta do ácaro da espécie Demodex no cão: Ocorrência e medidas. J.Small Anim.Pract. 40(2):58-61.

Chhabra, S.; Gupta, P.P. e Bharadwaj, S.D. (2002). Alterações histopatológicas pré e pós-tratamento na pele de cães afetada por ácaros. Proc. Simpósio Nacional e XX Convenção do ISVM, Bikaner, 14 a 16 de fevereiro de 2002.

Chhabra, S.; Khahra, S.S. e Nauriyal, D.C. (2000). Effect of treatment on haematobiochemical indices in canine acariosis. J.Vet.Parasitol. 14(2):147-149.

Choi-Wonpil; Lee-Soonnil; Lee-Keunwoo; Choi-W.P.; Lee, S.I.e Lee, K.W. (2000). Caraterísticas etiológicas e epidemiológicas da dermatite canina. J.Vet.Res. 40(1).94-100.

Coles, E.H. (1986). Veterinary Clinical Pathology. 4ª ed., W.B.Saunders, Philadelphia, PA.

Conroy, J.D. e Green, C.A. (1975). Distribuição de fosfatases ácidas e alcalinas na pele canina. Am.J.Vet.Res. 36(12):1697-1703.

Corbett, R.; Banks, K.; Hinricks, D. e Bell, T. (1975). Transplantation Proc. 7:557.

Dalpati, M.R. e Bhowmik, M.K. (1996). Alterações clínico-hematológicas, bioquímicas e patológicas da sarna psoróptica e corióptica em caprinos. Indian Vet.J. 73:728-733.

Das, B.K. (1985). Prevalência, transmissão, patologia clínica e quimioterapia da sarna em cães. Tese de Mestrado, O.U.A.T., Bhubaneswar.

Day, M.J. (1997). Um estudo imunohistoquímico das lesões de demodicose no cão. J.Comp.Pathol. 116(2):203-216. (Abstr.Vet.Bull. 67:4527).

Deb, A.R.; Jha, M.K. e Prasad, K.D. (2000). Alterações clínicas e hematológicas em cães infestados com Demodex canis. J.Res. 12(2):281-283. (Abstr.Vet.Bull. 71:9069).

Derwelis, S.K. (1967). Presença de Demodex canis na pele e nas fezes de cães. Illinois Vet. 10:10-11. (Abstr.Vet.Bull. 38:1914).

Devlin, T.M. (1992a). Textbook of Biochemistry With Clinical Correlations. 3ª ed., pp.26-27.

Devlin, T.M. (1992b). Textbook of Biochemistry With Clinical Correlations. 3ª ed., p.291.

Dhume, G.V.; Sardode, D.B.; Dakshinkar, N.P. e Shrikhande, G.B. (2002). Haematobiochemical investigations in canine demodicosis, Blue-Cross Book, 19:16-17. (Abstr.Vet.Bull. 74:478).

Dhume, G.V.; Sarode, D.B.; Dakshinkar, N.P. e Kothekar, M.D. (2001). Avaliação comparativa de diferentes medicamentos à base de plantas contra a demodicose canina. Indian Vet.J. 78(7):631-632.

Dimri, U. (1998). Estudos clinicoterapêuticos sobre doenças de pele em cães, ovelhas e cabras. Tese de doutoramento apresentada à Universidade Deemed, Instituto Indiano de Investigação Veterinária, Izatnagar, Índia.

Dimri, U.; Sharma, M.C.; Kalicharan e Dwivedi, P. (2000). Alterações clínico-bioquímicas e histopatológicas na sarna demodécica em caninos, com especial referência à terapia com ivermectina. Indian J.Vet.Pathol. 24:23-25.

Drury, P.A.B. e Wallington, E.A. (1980). Carletins Histological Technique. 5ª ed., Oxford University Press, Oxford, p.237.

Duclos, D. (1990). Um estudo retrospetivo da demodicose canina de início na idade adulta. Proc. Of the American College of Veterinary Dermatology, San Francisco, p.29. (Citado por Henfrey, J.I. em canine demodicosis. In Practice 12(5):192-198.

Fernando, S.D.A. (1966). Estudo histológico e histoquímico das glândulas do conduto auditivo externo do cão. Res.Vet.Sci. 7:116-119.

Ferreira, H.; Figueiredo, C.; Burini, R.C. e Curi, P.R. (1987). Níveis séricos de vitamina E, contagem de eritrócitos e linfócitos, volume de concentrado de células e determinação de hemoglobina em cães normais, cães com sarna e cães com demodicose. Arohes Bras Med.Vet.Zootec. 39:905-917.

Fishman, W.H. e Green, S. (1961). Methods in Medical Research. 9:73-75.

Folz, S.D.; Kakuk, T.J.; Henke, C.L.; Retor, D.L. e Tesar, F.B. (1984). Avaliação clínica do Amitraz como tratamento da demodicose canina. Vet.Parasitol.

18:335-341.

French, F.E. Jr. (1962). Biologia e morfologia do Demodex canis - Dissertação. Universidade Estadual de Iowa, Ames, Iowa. (Abstr. Vet.Bull. 34:1378).

French, F.E. (1964). Demodex canis em tecidos caninos. Cornell Vet. 54:271-290. (Abstr. Vet.Bull. 34:3766).

Gaafar, S.M.; Smalley, H.E. e Turk, R.D. (1958). A incidência de *Demodex spp.* na pele de cães aparentemente normais. J.Am.Vet.Med.Assoc. 113:122123.

Gomori, G. (1951). J.Laboratory Clinical Medicine. Citado por Pearse, 1960.

Gowda, B.K.K.; Rao, P.M. e Ganesh, T. (1982). Estudos bioquímicos e hematológicos na dermatite inespecífica canina. Indian Vet.Med.J. 2:29-32.

Greve, J.H. e Gaafar, S.M. (1964). Efeito do hipotiroidismo na demodicose canina. Am.J.Vet.Res. 25(3):520-522.

Guilhon, J. e Barnabe, R. (1973). Ensaios com iodeto de metioninametil-sulfónio no tratamento da demodicose infetada por Staphylococcus em cães. Bulletin de L'Academie Veterinaire de France. 46:431-442. (Abstr. Vet.Bull. 44:5098).

Gupta, N. e Prasad, B. (2001). Diagnóstico clínico e tratamento terapêutico da acariose em cães. Indian J.Vet.Med. 21(2):73-75.

Gurtler, J. (1941). Blutunter suchungen bei Hunden mit Demodicosis. (Quadro sanguíneo de cães com sarna demodécica). Inaug.Diss.Hanover. (Abstr. Vet.Bull. 13:875).

Hagiwara, M.K.; Germano e P.M.L. (1974). Eletroforese de proteínas séricas de cães normais e cães com sarna demodécica. Revista da Faculdade de Midicina Veterinariae Zooteonia da Universidade de Sao Paulo. 11:69-81. (Abstr. Vet.Bull.

45:6876).

Hamann, F.; Wedell, H. e Bauer, J. (1997). Canine demodicosis. Zur Demodikose des Hundes Kleintierpraxis. 42(9):745-754.

Harison, J.W. (1961). Small Anim.Clin. 1:362.

Harno, M.; Luigi, G. e Edwin, P. (1966). Propriedades histoquímicas e farmacológicas das glândulas sudoríparas do cão. Am.J.Vet.Res. 27(3):566-573.

Harvey, R.G. (2002). Demodicose canina. WALTHAM FOCUS. 12(4):2.

Henfrey, J.I. (1990). Canine demodicosis. Na prática. 12:187-192.

Hiller, A. e Desch, C.E. (2002). Infestação por ácaros Demodex de grande porte em 4 cães. J.Am.Vet.Med.Assoc. 220(5):623-627.

Himonas, C.A.; Theodorides, J.T. e Aleyakis, A. (1975). Demodectic mites in eyelids of domestic animals in Greece (Ácaros demodécticos em pálpebras de animais domésticos na Grécia). J.Parasitol. 61:767. (Abstr. Vet.Bull. 46:730).

Hughes, H.C. e Lang, C.M. (1973). Effect of orally administered dichlorvos on demodectic mange in the dog. J.Am.Vet.Med.Assoc. 163(2):142-143.

Jain, N.C. (1986). Schalm's Veterinary Haematology. 4ª ed., Lea and Febiger, 600. Washington Square, Philadelphia, EUA.

Jani, R.G., Soni, V.K. e Patel, P.R. (2003). Estudos clínicos, hematológicos e bioquímicos sobre infestações por ácaros da sarna em cães. J.Vet.Parasitol. 17(2):117-119.

Jezyk, P.F.; Haskins, M.E.; Maskay Smith, W.E. e Patterson, D.F. (1986). Acrodermatite letal em Bull Terriers. J.Am.Vet.Med.Assoc. 188(8): 833-839.

Jha, M.K. (2000). Sarna demodécica em cães: perfis bioquímicos do sangue. Tese apresentada à Birsa Agricultural University, Ranchi.

Khazizov, I.E. e Matukhin, I.V. (1990). A atividade da fosfatase alcalina do soro sanguíneo como um fator que reflecte o processo inflamatório crónico na pele em formas generalizadas de psoríase, neurodermatite, eczema e úlceras tróficas. Vestn Dermatol Venerol. 12:12.

Kim Sangki e Kim, S.K. (1997). Demodicose canina - Um estudo retrospetivo de dez anos . Kor.J.Vet.Clin.Med. 14:136-139.

Koutz, F.R. (1954). Demodex folliculorum (iii) Um levantamento de casos clínicos em cães. J.Am.Vet.Med.Assoc. 123:131-133.

Koutz, F.R.; Grooves, H.F. e Gee, C.M. (1960). Vet.Med. 35:52. (Citado por Kral e Schwartzman, 1964).

Kral, F. e Novak, B.J. (1953). Veterinary Dermatology, 2ª ed., pp.280-287. J.B.Lippincott Company, Filadélfia, Londres, Montreal.

Kumar, B. (1988). Estudos bioquímicos, hematológicos e histológicos em dermatite inespecífica em caninos. Tese de Mestrado, Universidade Agrícola de Punjab, Ludhiana.

Kwochka, K.W. (1986). Demodicose canina. In: Current Veterinary Therapy. IX ed., Kirk, R.W., W.B. Saunder Company, Philadelphia, pp.531-537.

Lee, C.Y.; Ham, H.w.; Lee, C.G. e Seo, K.w. (1995). Hipersensibilidade cutânea retardada induzida quimicamente em cães infestados com Demodex canis. Kor.J.Vet.Res. 35(4):843-851.

Leydig, F. (1859). Ueber Haarsackmilben e Kraz Milben. Arch.Natur.Berlin. 1:338-354.

Luna, L.G. (1968). Manual de Métodos Histológicos das Forças Armadas. Instituto de Patologia, 3ª ed., McGraw Hill Book Company, Nova Iorque, p.258.

Maier, E. (1939). Patologia da infeção por demodex. J.Am.Vet. Med. Assoc. 95:365-366.

Manson, E.R. e Malynicz, G.C. (1969). O uso de citioato no tratamento da sarna demodécica no cão. Australian Vet.J. 45:533-534.

Medleau, L. (1990). Simpósio sobre a gestão do prurido canino crónico. 1. Gestão de casos de prurido crónico que não responderam aos esteróides. 2. Ligação entre prurido crónico que responde a esteróides e alergias. 3. Avaliação do prurido canino que já não responde à terapia com esteróides. Vet.Med. 85(3):242-283.

Messent, P. (1979). Understanding your dog. Macdonald and Co. Ltd., Maxwell House 74, Wakship Street, Londres.

Mishra, S.C. e Mohapatra, G.S. (1972). Prevalence of arthropod parasites of cattle, buffaloes and dogs in Orissa, I. lice, ticks, mites and fleas. OUAT.J.Res. 1:168-172.

Moog, F. (1946). The physiologial significance of the phosphomonoesterases. Biol.Rev. 21:41-59.

Morris, M.L. (1936). Demodex folliculorum canis, seu diagnóstico e tratamento. J.Am.Vet.Med.Assoc. 88:460-467.

Mozos, E.; Perez, J.; Day, M.J.; Lucena, R. e Ginel, P.J. (1999). Leishmaniose e demodicose generalizada em três cães: um estudo clínico-patológico e imunohistoquímico. J.Comp.Pathol. 120(3):257-268.

Mukhtar, J.; abu-Samar, B.E.D.H. e Musa, B.E. (1981). Demodicose canina grave no Sudão - Primeiros casos registados. J.Small Anim.Pract. 22:149-152.

Muller, G.H. e Kirk, R.W. (1969). Dermatologia de pequenos animais. II. W.B. Saunders Co., Philadelphia, P.A.

Muller, G.H.; Kirk, R.W. e Scott, D.W. (1989). In: Small Animal Dermatology. 4ª ed., W.B. Saunders, Filadélfia.

Nachlas, M.M.; Isou, K.C.; Desouza, E.; Cheng, C.S. e Seligman, A.M. (1957). J.Histochem. Cytochem. 5:420. Citado por Pearse (1960).

Nageswaramma, A. e Suryanarayana, C. (2004). Estudos clínico-bioquímicos e terapêuticos sobre a sarna canina. Resumo publicado no Compêndio do Simpósio Nacional sobre "Últimas abordagens e ferramentas biotecnológicas para a saúde e gestão de animais de criação e de companhia" (11 a 13 de fevereiro de 2004) realizado em Izatnagar, Índia, p.57.

Nair, S.S. (2004). Estudos sobre a clinico-etiopatologia e manejo terapêutico de várias dermatoses caninas. Tese de Mestrado apresentada à Universidade Agrícola de Anand, Anand, Gujarat.

Narayana, K.; Subba Rao, H. e Setty, D.R.L. (1975). Tratamento bem sucedido da sarna demodécica com uma combinação de Erythrina indica, Ocimum basilicum e Leucas aspera. Indian Vet.J. 52(6):494-495.

Nayak, D.C. (1993). Estudos sobre a demodicose canina. Tese de doutoramento, apresentada à Orissa Univ.Agric. and Tech., Bhubneswar.

Nayak, D.C.; Tripathy, S.B.; Dey, P.C.; Ray, S.K.; Mohanty, D.N.; Parida, G.S.; Biswal, S. e Das, M. (1997). Prevalência da demodicose canina em Orissa (Índia). Vet.Parasitol. 73(3/4):347-352.

Nedunchelliyan, S. (1989). Patologia da pele na sarna demodécica em cães. Indian J.Vet.Med. 9:54-55.

Neog, R.; Lahkar, B.C.; Borkakoty, M.R. e Mukit, A. (1995). Incidência e estudos histopatológicos de ácaros da sarna em animais em Guwahati e arredores, Assam. J.Vet.Parasitol. 9(1):1-6.

Nesbitt, G.H. (1983). Canine and Feline Dermatology : A Systematic Approach (Dermatologia canina e felina: uma abordagem sistemática). Lea and Febiger, Philadelphia.

Nesbitt, G.H. e Schmitz, J.A. (1978). Dermatite alérgica por pulgas: uma revisão e um estudo de 330 casos. J.Am.Vet.Med.Assoc. 173(3):282-288.

Nolte, I. e Ammelounx, U. (1986). Ocorrência de demodicose em cães idosos. Kleintier Praxis. 31:267-274. (Abstr. Vet.Bull. 57:279).

Nutting, W.B. (1950). Estudos sobre o género Demodex owen (Acari, Demodicoidea, Demodicidae). Tese, Universidade de Cornell.

Nutting, W.B. (1975). Patogénese associada aos ácaros do folículo piloso. (Acari - Demodicidae). Acarologia. 3:493-507.

Nutting, W.B. (1976). Ácaros do folículo piloso (*Demodex spp.*) de interesse médico e veterinário. Cornell Vet. 66:214-331.

Nutting, W.B. e Desch, C.E. (1978). Demodex canis : redescrição e reavaliação. Cornell Vet. 68:139-149.

Owen, L.N. (1972). Transplante 13:616.

Pachauri, S.P. (1999). Canine Preventive Medicine. Nilay Publication Pantnagar, pp.5-10.

Pankajkumar; Sahay, M.N.; Sinha, V.K. e Samantaray, S. (2002). Comparative efficacy of some acaricides against mange in dog. Indian Vet.J. 79:828830.

Pas'-Ko, G.G. e Chotchaev, A.D. (1974). Caraterísticas clínicas e morfológicas da sarna em caprinos. Veterinariya, Moscovo, 12:58-59.

Pathak, K.M.L. e Bhatia, B.B. (1986). Alterações hematobioquímicas e patológicas num cão com demodicose generalizada. Indian J.Vet.Med. 6(1):26-28.

Pearse, A.G.E. (1960). The Histochemistry, Theoretical and Applied. 2ª ed., pp.368-369. J and A Churchill Ltd., Londres.

Perrucci, S.; Glorioso, A. e Tarantino, C. (2001). Parasitoses em cães e gatos. Obiettivi Documenti Veterinaria. 22:37-40.

Piotrowski, F. e Milko, K. (1975). (Infeção demodécica assintomática em cães). Utajona demodekoza Psow. Medycyna Weterynaryjna. 31:446469. (Abstr. Vet.Bull. 46:2547).

Raczynski, E. (1996). Exame microscópico de raspagens cutâneas em cães. Przydatnose badania mikroskopowego Zeskrobin Skory Psow w Praktyce Jekarskiej. 71(9):311-312. (Abstr. Vet.Bull. 67:2478).

Reddy, N.R.J.; Rao, P.M. e Yathiraj, S. (1992). Perfis de proteínas séricas e sua importância na demodicose canina. Indian Vet.J. 69(8):762-764.

Rojko, J.L.; Hoover, E.A. e Martin, S.L. (1978). Interpretação histológica de biópsias cutâneas de cães com distúrbios dermatológicos. Vet.Pathol. 15(5):579-589.

Rosicky, B. (1971). Acarologia e sua importância prática. Proc. Do 3º Congresso Internacional de Acarologia, pp. 21-32.

Roy, S.; Ghosh, R.C. e Misra, O.P. (1991). Indian J.Anim.Hlth. 30:131.

Roy, S.; Roy, M.; Dutta, G.K.; Pal, S. e Tiwari, S.K. (2001). Avaliação terapêutica de uma preparação à base de plantas contra a infeção por sarna demodécica em cães. Indian Vet.J. 78(7):629-630.

Roychoudhary, G.K. e Chakrabarty, A.K. (1969). Tratamento bem sucedido da sarna Demodex em cães com uma suspensão alcoólica de emulsão de benzoato de benzilo. Indian Vet.J. 46:340-342.

Sachan, P.; Ashokkumar; sharma, S.D. e Saxena, S.C. (2000). Dermatological disorders in canines. Indian J.Vet.Res. 9(2):59-60.

Sakakibara, I. (1976). Observações clínicas e histopatológicas sobre a demodicose canina. Boletim do Colégio Veterinário e Zootécnico de Nippon 25:149-162. (Abstr. Vet.Bull. 47:5627).

Santos Matos, M.; Souza, R.M.D.E.; Matos, P.; Costa, J.A. e Melo Dos Santos, L.M. (1982). Freqüência de ácaros da sarna em cães de Salvador, Bahia, Brasil. Arquivos da Escola de Medicina Veterinaria. 7(1):91-98. (Vet.Bull. 54:1715).

Saridomichelakis, M.; Koutinas, A.; Papadogiannakis, E.; Papazachariadou, M.; Liapi, M. e Trakas, D. (1999). Demodicose de início na idade adulta em dois cães devido a Demodex canis e a um ácaro demodécico de cauda curta. J.Small Anim.Pract. 40:529-532.

Scarff, D. (1988). Morphological differences in *Demodex spp.* Proc. do 5º Congresso Anual da Sociedade Europeia de Dermatologia Veterinária, Londres, p.23.

Schalm, O.W. (1963). Interpretação da resposta leucocitária no cão. J.Am.Vet.Med.Assoc. 142:147-152.

Schalm, O.W. e Jain, N.C. (1986). Veterinary Haematology. 4ª ed., Lea and Febiger, Philadelphia.

Schwartzman, R.M. e Orkin, M. (1962). A comparative study of skin diseases of dog and man (Um estudo comparativo das doenças de pele do cão e do homem). Charles C. Thomas, U.S.A.

Scott, D.W. (1979). Demodicose canina. Simpósio sobre doenças cutâneas e internas. Small Anim.Pract. 9(1):79-92.

Scott, D.W.; Farrow, B.R.H. e Schultz, R.D. (1974). J.Am.Anim.Hosp.Assoc. 10:233.

Scott, D.W.; Miller, W.H. e Griffin, C.E. (1995). Muller and Kirk's Small Animal Dermatology. 5ª ed., W.B. Saunders, Filadélfia.

Seigmund, D.H.; Fraser, C.M.; Archibald, J.; Bloo, D.C.; Henderson, J.A.; Howell, D.G. e Kit-Chall, R.L. (1986). The Merck Veterinary Manual. 6ª ed., Merch and Co. Inc. Rahway, N.J., U.S.A.

Sen, S.K. e Fletcher, T.B. (1962). Veterinary Entomology and Acarology for India. I.C.A.R., Nova Deli.

Shah, H. (1994). Estudos clínico-bioquímicos e terapêuticos sobre a sarna em cães. Tese de Mestrado, Deemed Univ., Instituto Indiano de Investigação Veterinária, Izatnagar, Índia.

Shakir, S.A.; Thanikachalm, M.; Ahmed Mustaq, N. e Sundarj, A. (1996). Colesterol sérico em caninos com doenças de pele não específicas. Indian Vet.J. 73:270-273.

Sharma, J. (2002). Estudos hematoquímicos e enzimológicos em doenças dermatológicas em cães. Tese de Mestrado, G.B. Pant Univ.Agri. and Tech, Pantnagar.

Sharma, M.C.; Lal, B. e Bhaumik, A. (1992). Eficácia da deltametrina contra ectoparasitas em cães. Indian J.Anim.Sci. 62:948-949.

Sheahan, B.J. e Gaafar, S.M. (1970). Alterações histológicas e histoquímicas nas lesões cutâneas da demodicidose induzida experimentalmente e de ocorrência natural. Am.J.Vet.Res. 31(7):1245-1245.

Shirk, M.E. (1983). A eficácia do Amitraz no tratamento da sarna demodécica: um estudo de campo. Vet.Med.Small Anim.Clin. 78:1059-1062.

Sinha, R.P. (1982). Um relatório sobre a sarna em caprinos e o seu controlo. Livestock Advisor 7:13-15.

Sloss, M.W. (1970). Vet.Clinical Parasitol. 4ª ed., The Iowa State Univ., Ames, p.181.

Sloss, M.W. e Kemp, R.L. (1978). Veterinary Clinical Parasitology. 5ª ed., Iowa State University Press, Ames, Iowa, EUA.

Snedecor, G.W. e Cochran, W.G. (1968). Statistical Methods. 7ª ed., Oxford e IBH Publishing Co., Nova Deli.

Sosna, C.B. e Medleau, L. (1992). Simpósio sobre parasitas externos: 1. Parasitas externos. Ciclos de vida, transmissão e patogénese das doenças. 2. Os sinais clínicos e o diagnóstico da infestação por parasitas externos. 3. Tratamento das afecções cutâneas parasitárias. Vet.Med. 87(6):537- 582.

Soulsby, E.J.L. (1982). Helminths, Arthropods and Protozoa of Domesticated Animals. 7ª ed., Bailliere Tindall, uma divisão da Cassell Ltd., Londres. pp.476-479.

Sreedevi, C.; Prasadu, V. e Murthy, P.R. (2002). Prevalência de ácaros da sarna em cães. Indian Vet.J. 79(4):397-398.

Supekar, P.G. e Misraulia, K.S. (1988). Tratamento da dermatite em cães com cápsulas de teeburb e pomada de Himax. Pashudhan 3:8,4.

Thoday, K.L. (1981). Modern diagnostic methods in practice investigative techniques in small animal clinical dermatology (Métodos modernos de diagnóstico na prática de técnicas de investigação em dermatologia clínica de pequenos animais). Br.Vet.J. 137:113-140.

Tripathy, S.N. (1987). Sarna sarcóptica em cães e sua terapia. M.V.Sc.

Tese, O.U.A.T., Bhubaneswar. p.38.

Unsworth, K. (1946). Estudos sobre os aspectos clínicos e parasitológicos da sarna demodécica canina. J.Comp.Pathol. 56:114-127.

Uysal, A. (2001). Achados hematológicos e bioquímicos em cães com demodicose tratados com ivermectina e amitraz. Veteriner Fakiiltesi Dergisi. 27(2):351-358. (Abstr. Vet.Bull. 72:7747).

Vargas Martinez, M.B. (1986). Frequência de Demodex canis em cães de diferentes idades. Veterinaria. México. 17:333-334.

Varghese, M.A.; Jagdish, S. e Bhalerao, D.P. (1994). Estudos sobre o hospital incidência de dermatite em cães em Bombaim. Indian Vet.J. 71:948-949.

Varley, H. (1967). Practical Clinical Biochemistry. 3ª ed., William Heitnemann Medical Book Ltd., Londres.

Varley, H.; Gowenlock, A.H. e Bell, M. (1980a). Practical Clinical Biochemistry. 5ª ed., Vol. 1, p.668.

Varley, H.; Gowenlock, A.H. e Bell, M. (1980b). Practical Clinical Biochemistry. 5ª ed., Vol. 1, p.670

Venkatachalam, K.; Ratnagiriswaran, A.N.; Sastri, M.R.S.; Ramaswamy, R. e Nayar, C.K.V. (1942). Sobre a administração parentérica de água do mar no tratamento da sarna canina - sarcóptica e folicular. Indian J.Vet.Sci. e A.H. 13:244-246.

Verkhovsky, O.T.; Lisitsina, A.A. e Feodorov, N. (1996). Concentração de IgG e IgM no soro de cães saudáveis e doentes. Sel Skokhozyaistvennaya Biologiya. 4:103-109.

White, S.D. (1992). Waltham International Focus. 2:2.

Wilkinson, G.T. e Harvey, R.G. (1994). Colour Atlas of Small Animal Dermatology - A Guide to Diagnosis. 2ª ed., Mosby-Wolfe Bar.

Wooton, I.D.P. (1970). Microanalysis in Medical Biochemistry. 4ª ed., J. e A., Churchil Ltd.

Yathiraj, S.; Rao, P.M. e Rai, M.T. (1990). Amitraz para o tratamento da demodicose em cães. Indian Vet.J. 67:463-465.

Zak, B. (1957). Am.J.Clin.Pathol. 27:583.

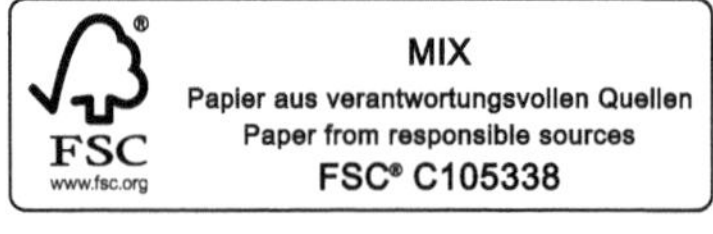

Printed by Books on Demand GmbH, Norderstedt / Germany